한의사가
답하다

누구도 해결해주지 못했던 일상 속 질환에 관한 모든 것

한의사가 답하다

매일경제TV 〈건강 한의사〉 지음

매일경제신문사

2014년 12월 15일 첫 방송을 시작한 매일경제TV 〈건강 한의사〉는 국내 유일의 한의학 생방송으로 1,300여 회를 훌쩍 넘기며 만 5년째 국민건강 지킴이 역할을 열심히 수행하고 있습니다. 〈건강 한의사〉에 출연하시는 원장님들이 방송했던 내용 중에서 특별히 더욱 강조하고 싶은 내용을 모아 매년 한 권의 책을 만들기 시작해 2020년 다섯 번째 책을 출간하게 됐습니다. 2016년 《내가 지금 한의원에 가야 하는 이유》를 시작으로 2017년 《어떤 병이든 한방이 답이다》, 2018년 《한방이 답이다》, 2019년 《한방에서 답을 찾다》에 이어 2020년에는 《한의사가 답하다》가 그 다섯 번째 책입니다.

다양한 세균과 바이러스, 환경오염, 스트레스를 유발하는 생활환경 등 너무 많은 요인이 우리를 공격하는 전쟁터 같은 삶. 병명조차 불분명한 질환으로 고통 받는 사람들이 많아지는 현시대에 면역력의 중요성은 강조에 강조를 거듭해도 지나치지 않습니다. 한의학의 기본 이론인 '정기존내 사불가간正氣存內 邪不可干'은 인체의 정기正氣(면역력)가 튼튼하면 사기邪氣(세균, 바이러스, 암세포 등)가 감히 넘보지 못한다는 뜻입니다. 인체의 면역력을 증강시켜 외부의 어떤 나쁜 기운도 이겨낼 수 있는 강력한 힘을 기르는 것이 더욱 중요해져 가는 이 시기에 저희 〈건강 한의사〉 출연진은 온갖 사설邪說이 난무하는 정보의 홍수 속에서 올바른 건강 정보를 전달하는 건강 지킴이로서 그 역할을 열심히 수행할 것입니다.

어려운 여건 속에서도 이 방송을 위해 일선에서 고생하는 김준호 담당 피디님, 박채윤 작가님 이하 여러 제작진 여러분과 〈건강 한의사〉를 지지해주시는 매일경제TV 장용수 대표님께 특별한 감사의 마음을 전합니다. 바쁜 진료 일정에도 불구하고 저녁 8시 생방송을 위해 제주, 부산 등 전국에서 달려오셔서 이 방송을 지켜주고 계시는 여러 한의사 원장님들께도 감사의 마음을 전합니다. 그리고 수년 동안 힘든 대표의 자리에서 애써주시는 염창섭 원장님, 이 책의 편집에 애써주신 고혜정 작가님 너무 감사드립니다.

대한여한의사회 부회장
박소연 원장

　　매일경제TV 〈건강 한의사〉는 2014년 12월 첫 방송을 시작으로 만 5년이 넘게 방송을 진행하고 있습니다. 1,000회를 넘었을 때 감회가 새로웠는데 이제 1,300회를 향해 가고 있습니다. 방송 초기에는 20분이 안 되는 한의사 선생님들로 시작해서 이제는 30~40여 명의 인원이 꾸준히 출연하고 있는 〈건강 한의사〉는 우리나라 국민 건강 증진 그리고 한의학 알림과 홍보에 크게 이바지하고 있는 대한민국의 유일무이한 한의학 전용 방송이라 할 수 있습니다.

　　방송 시작과 함께 출연자 원장님들의 노하우와 한의학 지식, 그리고 여러 임상경험을 집대성해 놓은 책 출간 또한 벌써 만 5년이 되어가고 있습니다. 이번에도 16분의 한의사 원장님들이 바쁜 일상과 방송 스케줄에도 집필에 참여하시어 좋은 내용, 알찬 한의학 지식과 질환에 대한 정보를 공유하고자 책을 출간하게 되었습니다. 해가 지날수록 임상에서 나온 한의학 지식과 치료경험담은 더욱더 풍부해져 환자분들과 독자분들의 질환 치료 및 관리, 예방까지 책

임지는 실질적인 건강생활 지침서로 자리매김할 것을 확신합니다.

무엇보다 이 방송이 꾸준히 진행되고 이루어질 수 있게 해 주시는 매일경제TV 제작진분들께 심심한 감사의 말씀을 드립니다. 여러 우여곡절이 있지만, 지금은 가족같이 가까워진 김준호 피디, 박채윤 작가 및 함께 진행을 맡아주신 여러 아나운서님께 감사의 말씀을 드립니다. 그리고 무엇보다 여러 난관에도 불구하고 이 방송이 꾸준히 이어지게 해 주신 패널 원장님들께도 감사드립니다. 만 5년이 넘어가면서 오랜 기간 동안 출연하시는 원장님들도 계시고 사정상 짧게 출연하셨던 분들도 계시지만 모두 다 고맙습니다.

방송과 책 출간이 언제까지 유지될지 알 수 없지만, 〈건강 한의사〉 출연자 원장님들은 매 순간순간 최선을 다할 것입니다. 그리고 그 성과가 당장 나타나지 않더라도 언젠가 시간이 흘러서 이 방송의 역사와 흐름을 돌이켜볼 때, 여러 힘든 상황 속에서도 한의학 방송을 유지하고 스스로 한의학 홍보대사가 되어서 노력한 모습에 자부심과 뿌듯함을 느끼게 될 거라 확신합니다.

마지막으로 이번 책 출간에 큰 근간을 잡아주시고 항상 〈건강 한의사〉 출연진의 든든한 버팀목 역할을 해주시는 박소연 원장님께 감사드리며, 글의 교정과 편집까지 꼼꼼히 책임져주신 고혜정 작가님께도 다시 한번 감사의 말씀을 드립니다.

〈건강 한의사〉 한의연합 대표
염창섭 원장

내경편 내과 · 순환기계 · 신경정신 질환

2부

외형편 <small>근골격계 · 신경계 · 피부 질환</small>

잡병편 부인 · 남성 질환

1부

내경편
內景篇

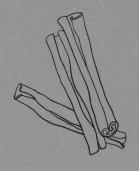

내과 · 순환기계 · 신경정신 질환

설휘훈 원장

상지대학교 한의과대학 졸업

대한한의학회 정회원

대한한방부인과학회 회원

대한한방안이비인후피부과학회 회원

한의증례연구학회 회원

대한비만학회 회원

통합뇌질환학회

대한암한의학회

전) 한국보건사회연구원 보건의료연구실

전) 용인시 처인구 장기요양 등급판정위원

현) 이안한의원 대표원장

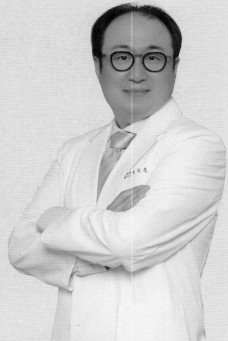

이안한의원

주 소 경기도 용인시 처인구 중부대로 1303 기덕빌딩 3층

전 화 031-338-1675 / 010-3825-1675

홈페이지 www.2anclinic.com

소화 장애 문제, 한방에 답이 있다!

소화 장애

현대인의 잘못된 식습관이
불러오는 질환은 다양하다.
그중 누구나 한 번쯤 경험했을 질환이
바로 소화 장애일 것이다.

소화 장애는 음식을 잘못 먹거나
과식했을 때 발생하는 질환으로
체질적인 문제 혹은 다른 질환에 의한
2차 증상으로 발생하기도 한다.

각기 다른 원인을 가진 소화 장애.
어디에 초점을 맞춰 치료해야 할까?
한의학에서는 소화 장애를
어떻게 구분하고 분류하는지 알아보고
이를 통해 함께 소화 장애를 해결해보자.

소화 장애의 종류와 부위별 증상은?

가슴이 답답하고 체한 것 같을 때, 트림이 잦을 때, 가스가 찼을 때 혹은 배가 아플 때 등 실제로 우리가 소화 장애라고 말하는 증상은 종류가 다양하다. 소화 장애는 다른 증상과 마찬가지로 기질적인 문제와 기능적인 문제로 먼저 구분해 볼 수 있다. 기질적인 문제는 소화기 장기의 직접적인 병리적 문제가 원인이라 할 수 있다. 기능적 문제는 실제 소화기의 병리적 문제는 아직 없지만 다른 원인에 의해서 제 기능을 원활하게 수행하지 못해 발생하는 문제를 말한다.

또한 소화 장애는 일차성 증상과 이차성 증상으로 구분할 수 있는데, 실제 소화기가 문제가 있는 것인지 아니면 다른 원인으로 인해 소화 장애가 발생한 것인지 감별하는 것은 소화 장애의 근본적인 문제를 해결하는 데 중요한 열쇠가 된다. 암을 포함한 많은 난치성 질환이 대부분 소화 장애를 초기 증상으로 가지고 있으며, 이에 대한 초기 감별이 제대로 이루어지지 않아 병이 한참 진행된 후에

나 혹은 이미 회복이 어려운 상태에서 진단이 내려지는 경우도 흔히 있다.

그렇기 때문에 입에서부터 항문에 이르기까지 소화기와 관련된 장기들을 살펴보고, 부위별 주요 소화 장애 증상을 하나하나 짚어 보는 것이 소화 장애의 개선뿐만 아니라 난치 질환의 조기진단과 예방에도 도움이 된다.

1. 구강

구강 내 증상 중 소화 장애와 관련이 깊은 증상은 구취口臭가 있다. 구취 증상은 구강 내의 문제 혹은 혀의 문제로 발생하는 경우도 있지만, 위장의 문제로 인하여 발생하는 경우도 있다. 열성 음식을 먹어 위에서 열이 발생해 생기는 위열구취胃熱口臭 증상이 여기에 속한다. 위열구취는 입안이 마르는 증상과 잇몸과 인후부에 염증을 동반하기도 한다. 물론 열성 음식을 먹지 않더라도 위열 증상이 있는 경우에는 구취가 발생할 수 있다. 위열 증상은 스트레스에 의해서도 생길 수 있으며, 위완 부의 통증, 많이 먹고 빨리 배가 고픈 증상, 갈증으로 찬물을 자꾸 찾는 등의 증상이 나타난다.

2. 식도

위 · 식도 역류 증상은 소화 장애로 인한 대표적인 식도 부위 증상이라고 할 수 있다. 가슴이 갑갑한 증상도 식도와 관련이 있다. 동의보감 내경편에 따르면 식도의 증상은 담낭과 관련이 있는 것으로 설명하고 있다. 실제로 임상에서 담 경락을 자극하여 위ㆍ식도 역류 증상을 완화하기도 한다. 또한 담낭에 문제가 있는 경우 우측 등, 옆구리 쪽에 통증이 발생하기도 한다. 이런 증상과 함께 위ㆍ식도 역류 증상이 동반되는 경우, 보다 정확한 진단을 위해 상ㆍ복부 초음파 검사를 의뢰하면 실제로 담도계의 병변이 확인되는 케이스가 많다.

3. 위장

소화 장애로 인한 위장의 주요 증상은 명치 부위에서 느껴지는 더부룩함, 통증, 속 쓰림, 구역감, 복부 팽만감 등이다. 우리가 흔히 말하는 체증滯症은 기본적으로 위장의 문제로 볼 수 있다. 하지만 경락 유주상 위장은 위장 경락뿐만 아니라 비 경락과도 관련이 있다. 그래서 소화기 문제를 흔히 비위脾胃의 문제로 묶어서 설명하는 경우가 많다. 소화기 문제에서 가장 우선적으로 해결해야 할 부분이 바로 비위 관련 위장 문제이다. 이 부분이 해결되지 못하면 다른 소화기 증상의 해결이 어렵다고 볼 수 있다. 대부분의 가벼운 소화기 증상은 위장의 문제가 해결되면 순차적으로 회복되는 경우가 많은 편이다.

4. 십이지장

십이지장은 췌관과 담도관이 연결되어 화학적 소화 기능과 관련이 있는 부위다. 십이지장은 염증이나 궤양이 생기면 통증이 발생하기도 하는데, 식사 이후에 통증이 발생하는 것이 특징이다. 담관膽管에 문제가 있거나 담석膽石이 있는 경우에도 증상이 있을 수 있으며, 췌장에 염증이 있을 때도 그렇다. 십이지장 부위의 문제는 주로 식사 후에 통증이 발생하나, 간혹 위완 부의 우측과 우측 옆구리에 압통이 나타나기도 한다. 이런 경우 담낭 쪽의 문제를 의심할 수 있으며, 이와 동시에 위완 부의 좌측과 좌측 옆구리에 압통이 동반된다면 췌장 쪽의 문제를 의심할 수 있다.

5. 소장과 대장

소장은 음식물이 흡수되는 곳으로 소장과 관련된 소화 장애는 주로 복통과 설사로 나타난다. 소장 문제의 경우 배꼽 좌우로 2cm 정도 위치에 압통이 있을 수 있다. 배꼽 좌측에 압통이 있으면 좌측 소장 경락, 배꼽 우측에 압통이 있으면 우측 소장 경락의 혈 자리를 이용하여 복통을 빠르게 완화할 수 있다.

대장은 크게 전해질 문제와 가스로 인한 문제를 원인으로 볼 수 있다. 하복부 팽만감, 통증 등의 증상이 있으며, 설사와 변비 등 대변의 이상이 주요 증상으로 나타난다. 실제 임상에서 보면 배꼽 아래 부위 압통이 있고 배꼽 아래 좌측으로 압통이 있을 때 좌측 대장 경락, 배꼽 아래 우측으로 압통이 있을 때 우측 대장 경락의 혈 자리를 이용하면 대장 관련 소화 장애 증상을 완화하는데 도움이 된다. 물론 이는 전문 한의사의 진단을 통한 치료가 필요한 부분이므로 가까운 한의원에 내원하여 진단을 받아 치료할 것을 권장한다.

소화 장애는 소화기 장기 중
어느 부위에 문제가 있는 것인가?

일반적으로 소화가 잘 안 되는 사람을 가리켜 비위가 좋지 않다고 한다. 그런데 과연 비위에만 문제가 있는 것일까? 동의보감 내경편에서는 소화 장애와 직접적인 관련이 있는 장기인 위장, 담낭, 소장, 대장에 병이 있을 때 나타나는 증상에 대해 다음과 같이 서술하고 있다.

1. 위胃 병의 증상

배가 불러 오르고 위완(명치 부근의 윗부분과 아랫부분) 부위가 아프며 양 옆구리가 치받치고 음식이 잘 넘어가지 않거나 잘 내려가지 않는다.

2. 담膽 병의 증상

한숨을 잘 쉬고 입이 쓰고 구역이 나며 쓴 물이 올라온다. 가슴이 울렁거리면서 무섭고 목구멍이 마르고 자주 침을 뱉는다. 담 병의 증상은 목구멍에 나타난다. 담에 열이 몰리면 목구멍이 붓고 아프다.

3. 소장小腸 병의 증상

아랫배와 허리, 등골이 아프고 음낭이 켕기고 귀 앞이 달아오른다. 소장에 병이 있으면 설사가 난다. 소장에 기가 있으면 아랫배가 아프고 소장에 혈이 있으면 소변이 잘 나가지 않고 소장에 열이 있으면 음경 속이 아프다.

4. 대장大腸 병의 증상

배가 끊어지는 것처럼 아프면서 꾸르륵 소리가 난다. 겨울에 찬 기운으로 인해 상하면 설사가 나고 배꼽 부위가 아프며 오래 서 있지 못하게 된다. 장 속이 한하면 배가 끊고. 삭지 않는 설사가 난다. 장 속에 열이 있으면 고약 같은 설사를 한다.

종합해보면 소화 장애는 어느 소화기의 문제인가에 따라서 증상이 다르게 나타난다는 것을 알 수 있다. 그렇기 때문에 부위별 소화 장애의 증상을 이해하고, 빈도가 잦은 소화 증상을 통해 문제의 가능성이 높은 소화기를 진단하고, 평소 이를 중점적으로 관리해야 한다. 이는 개인의 체질별 특징을 이해하는 데에 도움이 되며, 만성 소화 장애를 예방하는 하나의 좋은 방법이 될 수 있다. 나아가 이러한 소화기들을 관리하고 치료하는 방법은 체질의 특징과 관련이 있는 여러 난치 질환의 예방법으로도 응용될 수 있다.

동의보감 잡병편에서는 소화 장애 증상에 대해 다음과 같이 자세하게 구분하여 설명하고 있다.

1. 곽란痼亂

명치와 배가 갑자기 아프고 토하며 설사한다. 오한과 발열이 있으며 머리가 아프고 어지러운 증상이 있다. 명치가 먼저 아프면 토하게 되고, 배가 먼저 아프면 설사하게 되며 둘 다 동시에 아프면 토하고 설사하게 된다. 음식을 조절하지 못해서 생긴 병이다.

2. 식비食痺

음식을 먹고 나면 명치 아래에 통증이 있고 구토를 하면 멎게 되는 것이다.

3. 오심惡心

토할 듯 토하지 않고. 음식을 보면 속이 메스꺼운 증상이다.

4. 건구乾嘔: 헛구역

소리만 나오고 나오는 것이 없는 증상이다. 손발이 싸늘한 증상이 동반되기도 한다. 거품 침이 나오기도 한다.

5. 적취積聚

비위가 허약할 때, 과식할 때 혹은 날 것과 찬 것을 지나치게 먹었을 때, 소화를 시키지 못하게 되어 명치 아래가 불러 오르고 그득하며 트림이 나고 신물이 난다. 몸이 파랗게 되고 몸이 여위는 증상을 말한다.

적취는 원인에 따라 식적食積, 주적酒積, 면적麵積, 육적肉積, 어해적魚蟹積, 과채적果菜積, 다적茶積, 수적水積, 혈적血積, 충적蟲積으로 구분할 수 있고 이에 따라 치료의 방법도 차이가 있다.

이렇듯 소화 장애는 결국 소화를 시키지 못하여 발생하는 것임을 동의보감에서도 설명하고 있다. 또한 기본적인 치료의 목적은 같아도 문제의 부위와 원인이 된 음식에 따라서 치료 방법에 차이를 두고 있다는 점에서 한의학 치료가 매우 체계적인 치료 방법임을 말해주고 있다.

언제 병원을 찾아야 하나?

소화 장애가 일정 기간 이상 지속되면 다른 질병이 있는 것은 아닌지 의심해봐야 한다. 난치 질환의 대부분은 소화 장애를 기본적으로 포함하고 있기 때문이다. 소화 장애가 일시적인 문제라면 체증이나 통증과 같은 증상은 대부분 수일 내에 회복되는 것이 보통이다. 그러나 소화의 결과인 대변에 평소와 다르게 일주일 이상 문제가 지속된다면 병원이나 한의원을 찾아 원인에 대한 정확한 진단을 받는 것이 필요하다.

전해질 장애가 올 수 있는 구토와 설사가 주요 증상인 곽란의 경우에는 1차 진료 이후에도 3일 이상 증상이 변함없이 지속된다면 진료의뢰서를 발급받아 상급 의료기관에서 추가적인 검사를 받는 것이 필요하다. 구토나 설사가 없는 복통의 경우 복통의 위치와 양상에 따라 문제가 있는 소화기를 유추할 수 있으며 이를 경락으로 구분해 진단하면 간단한 침 치료만으로도 복통을 안정시키고 해당 장기의 기능적인 회복을 도울 수 있다.

만성 소화 장애의 경우는 기본적인 식습관 혹은 다른 생활 습관에 문제가 없는지 확인하고, 문제가 있다면 이를 개선하는 것이 우선이다. 그 다음은 체질적인 원인으로 소화 장애가 발생하는 것은 아닌지 확인할 필요가 있다. 하지만 복합적인 소화 장애 증상이 있는 상태에서는 증상을 호전시킨 후 체질적인 원인을 찾는 것이 순서다.

한의원에서 체질 판단을 통해 생활 습관 등을 개선하는 것이 만성 소화 장애를 예방하고 근본적인 원인을 해결하는 좋은 방법 중 하나이나, 체질이라는 것이 단번에 파악되는 것은 아니며 보다 정확한 체질 판정을 위해서는 어느 정도의 진단 기간이 필요함을 알아두자.

체질에 따른 소화 장애의 차이는?

한의학에서는 체질에 따라 장부의 기능에 차이가 있다고 한다. 이러한 장부의 기능 차이는 소화 장애에서도 차이를 나타낸다. 소양인少陽人은 비장의 기능이 좋고, 신장의 기능이 약하다. 그러므로 과식할 가능성이 크고, 과식으로 인한 소화 장애의 증상인 상복부의 더부룩함, 팽만감 등이 나타날 가능성이 크다. 또한 등뼈의 통증을 동반할 가능성도 있다.

소음인少陰人은 비장의 기능이 약하고, 신장의 기능이 강하다. 이와 같은 이유로 속 쓰림, 명치 아래의 긴장과 통증, 위하수, 변비, 배꼽 주위 통증, 근 긴장 등의 소화 장애 증상이 나타날 가능성이 크다.

태음인太陰人은 간장肝臟의 기능이 강하고, 폐장肺臟 기능이 약하다. 태음인의 경우 다른 체질과 비교해 소화 장애가 흔하지는 않지만 메스꺼움이나 구역감 같은 증상이 있고, 대장 기능이 약해 대변을 자주 보고, 대변이 무른 경향을 보이기도 한다. 하지만 체질적 소인을 감안할 때 이러한 증상은 소화 장애로 보지 않기도 한다.

태양인太陽人은 폐장의 기능이 강하고 간장의 기능이 약하다. 간장 기능이 약하기 때문에 먹는 음식의 종류에 따라 몸에 부담이 가중될 가능성이 있으며, 이는 소화 장애의 증상으로 나타날 수 있다. 태양인은 체질적 특성에 따라 식도와 위장에 문제가 나타날 가능성이 크고 이는 실제 임상에서 유효한 빈도를 보인다.

소화 장애에 좋은 지압법은?

일반적으로는 소화 장애 시 혹은 체했을 때 수 1지, 2지 사이에 해당하는 합곡合谷혈 자리를 많이 눌러주고는 한다. 물론 합곡혈 자리는 대장 경락의 혈 자리로 대장 기능이 원인이 되는 소화기 장애에 효과가 있다. 또한 임상적으로는 담낭 병의 증상에 해당하는 소화기 증상에도 효과가 있다. 하지만 앞에서 말한 바와 같이 체증과 같은 증상은 위장이 주된 병소이기에 합곡혈보다는 위장 경락의 혈 자리를 자극하는 것이 더욱 효과적이다. 따라서 족 2지, 3지 사이에 해당하는 함곡陷谷혈을 자극하는 것이 도움이 되며, 손등 부위에서는 임상적으로 위장 경락을 자극하는 효과가 있는 3지, 4지 사이의 공간을 자극하는 것이 효과적이다.

설사 증상이 있다면 소장과 대장의 문제일 가능성이 높기 때문에 대장 경락의 합곡혈을 자극하거나 수 5지에 위치한 소장 경락의 후계後溪혈을 동시에 자극하는 것이 효과적이며, 구토 증상은 담낭과 위장의 문제일 가능성이 높기 때문에 족 4지, 5지 사이에 위치한 담 경락의 임읍臨泣혈과 위장 경락의 함곡혈을 지압해 주는 것이 도움이 된다. 또한 구토 이후에는 식도와 횡격막의 긴장을 풀어 주기 위해 심포 경락에 해당하는 2지, 3지 사이를 지압해 주는 것도 도움이 될 것이다.

지압 방법은 말 그대로 손가락으로 꾹 눌러주는 것이 기본적인 방법이며 피부 면에 수직 방향으로 5초 정도, 5회가량 반복하는 것

소화기 증상에 따른 지압 방법

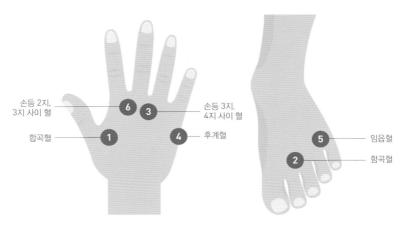

손등 2지, 3지 사이 혈
합곡혈
⑥ ③
① ④ 후계혈
손등 3지, 4지 사이 혈

⑤ 임읍혈
② 함곡혈

증상	누르는 부위 (손등 발등 부위)
체한 느낌 명치 부위가 막힌 느낌	❷ 위 경락 발등 부위 함곡혈 ❸ 손등 3지, 4지 사이 혈 (임상적으로 위 경락 자극)
설사	❶ 대장 경락 손등 부위 합곡혈 ❹ 소장 경락 손등 부위 후계혈
구토	❺ 담 경락 발등 부위 임읍혈 ❷ 위 경락 발등 부위 함곡혈
구토 이후 불편 감	❻ 손등 2지, 3지 사이 혈 (임상적으로 심포 경락 자극)

이 효과적이다. 이때 각 2초 정도의 간격을 두고 누르는 것이 좋다. 손으로 누르는 것이 어려울 때는 이쑤시개보다는 빨대를 이용하여 누르는 것이 피부의 손상을 예방하고 혈 자리 자극을 보다 효과적으로 할 수 있는 좋은 방법이다. 바로 한의원에 내원할 수 없는 상황에는 이러한 자극법이 가벼운 소화기 증상을 완화하는 데 도움이 되지만 가능한 한 빨리 가까운 한의원을 방문하여 한의사에게 정확한 진단과 시술을 받는 것이 가장 좋다.

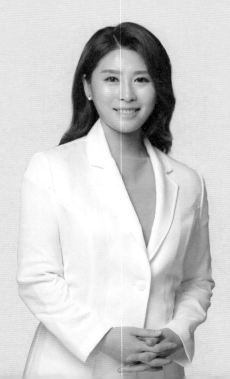

김유진 **원장**

이화여대 약학과 졸업

국립한의학 전문대학원 석사

대한스포츠한의학회 기획위원

대한면역약침학회 정회원

대한신경추나학회 정회원

대한 동의보감학회 정회원

2018 평창동계패럴림픽 선수촌 진료의

현) 진한의원 대표원장

진한의원

주 소 경기도 광주시 경충대로 1252 2층
전 화 031-768-9931

지긋지긋한 두통에서 벗어나는 방법

두통 치료

머리를 콕콕 쑤시는 두통.
다른 이상이 있는 건 아닐까?

각종 검사에 이상이 없음에도 불구하고
수시로 찾아와 일상생활에 영향을 주는 두통!
많은 사람이 흔히 겪는 증상이라고 하지만
그 종류와 증상은 천차만별이다.
원인 모를 두통 때문에 걱정이 앞선다면
한의학적 진단과 치료를 통해
두통에서 벗어나보자!

두통이란?

두통은 전체 인구 중 90% 이상이 한 번 이상 겪게 되는 증상이다. 세계보건기구의 인구집단연구에 따르면 전 세계적으로 두통의 유병률은 47%이며, 그중 편두통은 약 10%, 긴장형 두통은 약 38% 정도로 보고된다. 실제 병원 또는 한의원에 내원하는 환자의 대부분은 가벼운 원인을 가지고 있으나 때로는 생명에 치명적인 경우도 있다. 하지만 대부분 병력조사를 통해 비교적 정확한 진단을 할 수 있어 불필요하거나 비싼 검사를 하지 않아도 된다.

두통이란 두부頭部라 불리는 머리 부근에서 느껴지는 통증을 일컫는 말로, 외적 통증인 표재성 통증을 제외한 모든 통증을 의미한다. 크게는 일차성 두통과 이차성 두통으로 분류되는데 일차성 두통Primary headache은 편두통

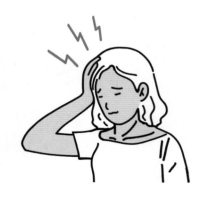

이나 긴장성 두통과 같이 원인 없이 일어나는 만성적인 두통을 말한다. 이차성 두통Secondary Headache은 뇌혈관 장애나 뇌종양 등의 기저질환에 의한 두통이다. 흔히 내원하는 환자의 대부분이 이 중 일차성 두통에 해당하는 경우가 많다.

머리에는 뇌와 직접적인 연관이 있는 혈관과 신경이 많이 분포하고 있으며, 이에 손상이 생기면 허혈성 뇌 질환, 뇌졸중 등의 심각한 증상들이 나타날 수 있다. 따라서 흔히 겪을 수 있는 통증임에도 불구하고 정확한 진단과 치료가 우선되어야 하는 통증이기도 하다.

두통의 원인은?

두통의 원인은 두통의 종류와 무관하지 않으며, 환자의 상황에 따라 원인이 다를 수 있다. 만성 두통은 편두통 또는 긴장성 두통으로 일차성 두통에 해당하는 통증이다. 일반인을 대상으로 한 연구에서 편두통의 유병률은 여성 15%, 남성 6% 정도이며, 긴장형 두통의 유병률은 여성 86%, 남성 63% 정도로 높은 발생 빈도를 보이고 있다.

편두통은 주기성과 박동성을 동반한 두통으로, 유발 원인은 스트레스, 경구 피임제, 알코올, 수면 부족 또는 과다가 있다. 긴장형 두통의 경우 성인 10명 중 7~8명은 겪어보는 통증으로 사회생활을 많이 하는 30대에서 높은 유병률을 보인다. 주요 원인으로는 정신적 · 육체적 스트레스, 동일한 자세의 장시간 유지 등이다. 또 군발 두통이라는 자율신경계 증상이 동반되는 삼차자율신경 두통이 있으며, 원인을 단정하기 어려운 일차기침두통, 일차운동두통, 성행위와 관련된 일차 두통, 수면 두통 등의 일차성 두통이 있다.

이차성 두통은 안과 질환, 치과 질환, 이비인후과 질환, 전신 감염 등에 의한 두통, 뇌혈관 질환 및 뇌수막염, 뇌종양 등에 의해 발생하는 두통으로 즉각적인 전문인의 진료가 필요한 두통이다. 이학적, 신경학적 검사를 통해 일차적 구분이 되며, 영상의학적 검사를 통해 구체적인 원인이 밝혀질 수 있다.

머리가 아프면 MRI를 반드시 찍어야 하는가?

만성 통증의 경우 일차적인 원인이 있는 경우가 대부분이며, 증상에 대한 적절한 치료를 통해 완화된다. 그러나 두통뿐 아니라 뚜렷한 증상을 수반한다면 악성 두통인 경우가 많다. 두통이 점차 심해지면서 오심, 구토를 동반하는 경우는 뇌압이 높아지는 것을 의미할 수 있고, 시야가 흐릿해지거나 사물이 뚜렷이 보이지 않는 등 안구 증상을 동반하는 경우 신경의 자극이 있는 것을 의미하므로 즉각적인 영상 검사 및 응급조치가 필요하다. 마비 증상이나 언어 장애 및 간질 등의 신경학적 이상이 보이는 경우는 더욱 심각한 뇌 손상의 위험성을 의미하므로 영상 검사와 함께 빠른 조치가 필요하다.

대부분 일시적 두통 증상으로 일차 의료기관을 찾는데 일차 의료기관에서는 문진과 두통에 대한 신체 반응 검사, 신경학적 검사 및 진단을 통해 두통을 따라서 적절한 치료를 진행하므로 즉각적인 영상 검사보다 효율적으로 통증을 확인할 수 있다.

병원에서는 어떻게 두통을 치료하나?

가벼운 두통의 치료는 우선 비약물요법으로 환자 교육(유발인자 회피에 대한 지도), 이완 기법 등을 활용한다. 또 급성 통증 완화를 위해 약물 치료와 통증 빈도를 줄이기 위한 예방적 약물 치료가 병행되기도 한다.

두통을 일으키는 원인을 확인하기 위해서는 두통이 발생하는 시기와 시간을 기록함으로써 유발인자를 찾아내는 것이 중요하다.

두통을 유발할 수 있는 인자

- 음식, 기호품	- 식품첨가물(MSG 등)
- 술(음주 후)	- 수면 과다 또는 부족
- 초콜릿	- 월경, 호르몬 변화
- 커피	- 소음, 냄새
- 적포도주	- 스트레스
- 유제품	- 밝은 빛, 소음
- 견과류	- 결식(끼니 거름), 배고픔
- 티라민이 포함된 치즈	- 긴장 후 이완

이러한 유발인자를 확인하고 원인을 배제하는 것이 두통의 보존 치료법이 될 수 있다.

두통에는 진통제 복용이 답일까?

약 광고가 많았던 시기에는 두통약 광고를 심심치 않게 접할 수 있었다. 현재도 몇몇 일반의약품 광고에 두통약이 나오곤 할 만큼 두통약에 대한 거부감은 다른 양약보다 덜한 것이 사실이다. 흔하게 접할 수 있는 두통약은 대부분 타이레놀계acetaminophen, 아스피린계acetylsalicylic acid의 해열·진통제이다. 급성 통증이면서 일시적인 통증의 경우 해당 일반의약품들로 통증이 감소될 수 있다. 그러나 두통의 원인을 파악하지 않고 이러한 의약품들을 무분별하게 복용하면 원인 치료의 기간을 늦춰 통증을 악화시킬 수 있으며, 습관적 장기 복용으로 인한 위장관계열의 부작용을 일으킬 수 있다.

진단을 통해 처방을 받을 수 있는 두통약은 전문의약품으로 분류되며 항경련제, 항우울제 등 신경정신과적 약물이 처방된다. 이러한 약물의 습관적이고 장기적인 복용은 다양한 부작용을 일으킬 수 있어 주의해야 한다.

이유 없이 뒷목이 땅기고 뻐근한 이유는?

수일 동안 두통이 지속되고 뒷목이 땅기고 뻐근하며 머리가 욱신거리는 느낌이 든다면 경추성 두통을 의심해 볼 수 있다. 경추성 두통은 현대인들에게 자주 발생하는 두통으로 목 관절에 부담이 되는 자세로 오랫동안 있을 때 발생한다. 구부정한 자세로 컴퓨터 모니터를 보거나, 목을 구부려 스마트폰 화면을 장시간 볼 경우 통증이 심해지는 양상을 보인다. 흔히 말하는 목디스크로 생기는 두통의 경향을 띠며, 잘못된 자세로 인해 정상적인 자리에 있어야 할 디스크가 이동하면서 주변 신경을 건드려 통증을 유발하게 된다. 이로 인해 뒷목 당김뿐 아니라 어지러움, 안구 피로감 등이 함께 나타날 수 있으며 동시에 귀울림, 손발 저림 등의 증상이 동반될 수 있어 적절한 치료가 필요하다.

경추성 두통의 자가진단

- 뒷골이 땅긴다
- 휴식을 취해도 뒷머리가 땅긴다
- 이유 없는 편두통이 심하다
- 손으로 후두부를 누르면 통증이 있다
- 목 뒤에서 두통이 시작되어 어깨 통증도 동반된다

경추성 두통은 관절의 구조와 움직임, 자세를 파악하는 것으로 의료기관에서 비교적 쉽게 진단할 수 있다. 일단 경추성 두통 진단을 받게 되면 경추를 바로 잡아서 개선하는 게 좋다. 원인이 되는 요인을 치료하면 쉽게 증상이 완화되는 질병 중 하나로, 한의학에서는 침 치료를 통해 과도하게 긴장된 근육을 풀어줘 골격이 제자리를 찾아가게 하고, 추나요법을 통해 틀어진 경추를 바로잡는 시술이 가능하다.

사람의 몸은 여러 조직에 의해 연결된 구조이다. 인체의 중심인 척추가 틀어지면 체형 전반에 걸친 증상이 생기게 된다. 어깨의 과도한 긴장, 흉추의 긴장, 요추의 틀어짐 등의 증상이 나타나는데 이러한 부분을 함께 개선하는 것도 두통을 치료하는 방법이 될 수 있다.

뒤통수가 찌릿하다. 이것도 두통일까?

목에서 머리로 올라가는 부분에서 깜짝 놀랄 만큼 찌릿한 통증이 있는 것을 후두신경통이라 한다. 보통 뒷머리 통증으로 호소하기도 하는데, 뒤통수뿐 아니라 머리 위쪽으로 타고 올라가 눈까지 이어지는 경우가 있다. 통증의 양상도 전기가 통하듯 찌릿하게 아픈 것이 특징인데 이는 목에서 나와 뒤통수를 타고 올라가는 신경이 자극을 받아서 생긴다.

후두신경통은 대부분 긴장성 두통으로 편두통의 일종으로 볼 수 있다. 이는 목과 머리를 감싸는 근육인 승모근의 이상으로 인한 경우가 많다. 승모근은 등의 윗부분에 있는 넓은 근육으로 가장 바깥쪽에 위치하며 두개골의 뒤쪽 부분에 붙어있다. 목을 감싸고 지탱

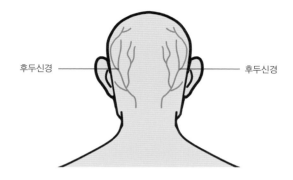

후두신경 ——————— ——————— 후두신경

하는 근육은 승모근 외에도 경판상근, 두판상근 등이 층을 이루고 있다. 목에서 머리로 뒷목을 따라 올라가는 신경이 후두신경인데 이곳이 압박되면 압박이 되는 순간 전기를 일으키듯 찌릿한 통증을 유발하게 된다.

이러한 신경 눌림을 방지하기 위해서는 신경이 눌리는 부위를 명확하게 찾는 것이 가장 중요하다. 대부분 목을 감싸는 근육에 의해 신경이 눌리는 경우가 많으므로 해당 근육에 물리적 자극을 통해 증상을 완화할 수 있다. 한의학적 방법으로는 침 치료, 약침 치료가 있다. 대후두 신경이 승모근을 뚫고 나오는 지점은 한의학에서 풍지風池라고 하는 혈 자리다. 또 승모근의 긴장을 나타내주는 근복부 부분의 혈 자리는 견정肩井이라고 하는 혈 부위에 해당한다. 승모근 근육이 긴장돼 두통이 발생하는 경우 이러한 혈 자리의 자극이 승모근을 이완시켜 주며, 신경에 대한 압박을 줄임으로써 통증을 완화할 수 있다.

후두신경통은 치료도 중요하지만, 재발을 막기 위해 신경이 눌리는 원인 요소를 찾는 것이 더욱 중요하다. 주로 거북목, 일자목, 둥근 어깨 등의 구조적인 이상을 가지고 있는 경우가 많은데 이렇게 균형이 깨진 자세는 정신적 요소와 연관성이 크다. 스트레스, 우울증 등의 심리적인 영향 또는 불면증, 만성 피로로 인한 컨디션 저하 등 다양한 원인으로 인해 발생하는 경우가 많다. 그러므로 근육 치료뿐 아니라 생활 전반에 걸친 치료 방법을 모색하는 것이 무엇보다 중요한 질환이다.

울렁거림을 동반한 두통이 반복적으로 나타난다면?

딱따구리가 따, 따, 따 쪼는 듯한 반복적인 통증이 나타난다면 편두통을 의심할 수 있다. 흔히 한쪽 머리가 아플 경우 편두통이라고 생각하기 쉬운데, 편두통은 일반적으로 머리 양쪽으로 통증이 나타나며 뇌와 뇌혈관의 기능 이상으로 발생하는 두통의 일종이다. 일정 주기를 갖고 있으며 욱신거리는 박동성 통증이 주 증상이다. 어느 연령대에서나 발생할 수 있지만 10~20대에 처음으로 발생하여 40~50대에 광범위하게 나타나는 흔한 질환이다.

편두통은 전조증상이 있는 경우와 전조증상이 없는 경우로 구분할 수 있다. 편두통 유발 요인으로는 스트레스, 경구 피임제, 알코올, 목욕, 티라민tyramine이 많은 음식(초콜릿, 김치, 치즈 등) 섭취 등이 있다. 편두통은 특징 증상이 있기 때문에 진단기준이 비교적 명확

P	Pulsating quality	=	콕콕 쑤시는 두통 / 욱씬거림 / 박동성
O	hOurs of duration (4~72)	=	지속시간이 1~3일
U	Unilateral location	=	한쪽에만 있는 증상
N	Nauses or vomiting	=	오심, 구역감
D	Disabling intensity	=	두통시 일상생활의 지장 정도

히 정해져 있다. 편두통의 특징으로는 POUNDing 이라는 5글자로 축약할 수 있다. 이 중 '있다'로 대답한 항목 수가 5개라면 편두통일 가능성이 높고, 3~4개라면 가능성이 있는 것으로 판단할 수 있다.

편두통의 약물 치료는 편두통 비특이적 약물(일반적인 두통약)과 편두통 특이약물(편두통에만 특이적으로 효능을 보이는 약물)로 분류할 수 있다. 특히 편두통 특이약물로는 트립탄 계열의 약물(트립탄, 수마트립탄 등)이 사용되는데, 이 계열 약물의 부작용으로 감각 이상, 중추신경 이상, 약인성 두통 등이 보고되어 있다.

한의학에서의 편두통은 담궐두통痰厥頭痛에 해당된다. 동의보감 설명에 따르면 '머리가 터질 것처럼 아프고, 몸이 산처럼 무거우며, 사지가 싸늘하고, 구토하며, 어지럽고, 바람이나 구름 속에 있는 것처럼 눈을 뜰 수가 없다'고 되어 있는데 대부분 편두통의 일반적인 증상들과 일치한다. 한의학에서의 담痰은 몸속의 노폐물이 빠져나가지 못하여 생기는 일종의 순환 장애를 의미하며, 정신적 스트레스, 몸의 불균형 상태 등이 원인이 된다. 이러한 원인 상태를 정확하게 파악하여 한의학적 치료와 처방을 통한다면 효과적인 통증 관리가 가능하다.

머리가 자주 아프다면 중풍의 위험이 있는 것일까?

한의원에 내원하는 환자 중 두통을 호소하는 50~60대 환자들의 가장 큰 관심사는 바로 '중풍'이라는 뇌혈관 질환과의 연관성이다. 중풍이란 현대의학에서의 뇌졸중이라고 말할 수 있는데 마비감과 장애를 일으킬 수 있는 뇌혈관 질환이다. 평상시 통증과는 다른 통증을 호소하면서 내원하는 경우가 많으며, 주로 머리 겉 부분, 즉 두피가 따갑거나 아프거나 저린 느낌 또는 감각의 이상이 있다고 호소한다. 특히 고령자들은 일반적인 두통이 아니라 시리거나 화끈거리는 신경통을 동반한 감각 이상이 나타나면 혹시 중풍이 아닐까 걱정되어 오는 경우가 많다.

결론적으로 이야기하면 이런 증상을 호소하는 환자의 대부분은 삼차신경통, 안면신경마비 또는 앞에서 설명한 후두신경통으로 진단 후 완화되는 경우가 많다. 삼차신경통은 얼굴 한쪽의 입술, 볼, 눈 주위에 칼로 찌르는 듯한 극심한 통증이 생겨 수 초 혹은 수 분간 지속되는 증상으로 심한 경우 통증으로 인해 일상적인 생활이 불가능하다. 주로 외상이나 삼차신경이 손상되어 통증이 발생하는 경우가 대부분이지만, 삼차신경 부위의 염증이나 순환 장애 등으로 인해 발생하기도 하며 혈관 질환과의 연관성이 떨어진다.

안면신경마비의 경우 뇌의 12개 신경 중 7번째 신경이 마비되어 발생하는 질환으로 한의학에서는 '구안와사'라고 부른다. 원인은 명확하지 않지만, 스트레스를 받은 상태나 과로 상태에서 발생 빈도가 높으며 귀 주변의 종양, 감염, 수술 후유증, 기타 신경계 병변에 의해 발병하기도 한다. 안면신경은 표정, 눈썹 움직임 등 얼굴 부위의 운동을 주로 담당하고 있어, 해당 신경이 마비되면 이마 주름이 잘 잡히지 않고 눈썹이 처지며 눈이 잘 감기지 않는다. 한쪽으로 코와 입 주변 근육이 이완되어 팔자주름 등의 주름이 풀어지고 아래로 처진다. 이와 함께 귀 아래쪽 유양돌기 부근의 통증이 함께 나타나기도 하는데 안면부의 마비감과 함께 발생하기 때문에 뇌혈관 질환의 가능성을 염두에 두고 내원하는 경우가 있다.

안면신경마비는 중추성이 아닌 말초성의 질환이며, 얼굴로 가는 운동신경만이 손상된 것으로 뇌혈관 질환과의 연관성이 낮고, 일차 의료기관 진료에서도 진단기준이 구분되어 있다. 그러므로 두통과 함께 있는 감각 이상 증상이라도 곧바로 중풍과 관련짓기보다는 가까운 의료기관의 상담이 무엇보다 중요하다.

다만, 기존의 두통과 다른 새로운 형태의 심한 두통이 갑자기 시작되거나, 구토, 실신, 의식소실을 동반할 때, 시력저하나 안구 통증, 운동이나 감각 이상, 걸음걸이 장애 등이 나타날 때는 즉시 전문의의 진료가 필요하다.

한의학에서의 두통이란?

흔한 통증이니만큼 한의학에서도 두통에 대한 분류를 세밀하게 연구해왔으며, 원인 또한 다양한 관점으로 보고 있다. 한의학에서 두부라고 하는 머리 부분은 모든 경락이 통하는 주요 부위인데, 외부적 원인과 내부적 원인으로 인해 장부음양기혈將符陰陽氣血의 불균형이 오면 두통이 동반된다고 보고 있다. 한의학의 기초가 될 수 있는 동의보감에서는 10종 두통이라 하여 두통을 10가지로 분류하고, 두통의 외부적 원인을 담淡, 화火, 열熱, 기체氣滯, 혈허血虛, 풍風, 한寒, 습열濕熱, 습濕 등으로 나누었다. 또 인체 내의 장기를 중심으로 한 두통의 원인을 간肝, 신腎, 비脾 세 장부와 연관 지어 설명한다.

외감外感두통은 외부적 원인이라 쉽게 생각할 수 있는데, 외적 자극에 의한 신체적 변화를 표현한 것이다. 자극으로 인해 기혈氣血이 순행하지 못하고 위로 올라오면서 원활한 흐름을 방해하면 두통이 생긴다고 하였다. 특히 풍으로 인한 두통을 자세하게 보고 있는데 한, 열, 습의 외부 자극이 함께 있을 경우 기혈이 막혀 두통과 다른 신경 자극이 같이 올 수 있는 것으로 보고, 이것이 중풍中風이라는 질환의 어원이 되었다.

내상內傷두통은 인체 내부의 손상으로 인한 두통을 의미하며, 칠정七情이라고 하는 심리적 반응과 많은 연관성을 지닌다. 한의학에서는 간을 칠정을 다스리는 장기로 보는데, 이는 스트레스와 간을 연관지어 생각하는 현대의 생각과 크게 다르지 않다. 기운이 없어서 생기는 두통은 신이라는 장부와 연관성이 있으며, 내장기능의 저하 또는 과다로 인해 나타나는 두통으로 비의 연관성도 설명하고 있다.

한의원에서의 두통 진료는?

실제 두통으로 내원하는 환자 중 서양 의학적 검사나 치료를 진행한 후 한의원을 찾는 경우가 많다. 일차 의료기관에서 진료를 받고 진통제를 복용했으나 통증이 완화되지 않는 경우, 영상 촬영상 이상이 없는데도 통증이 나타나는 경우 한의원에 내원하는 것이다. 한의원에서도 신경학적인 검사 후 이상이 없을 때 두통에만 집중하기보다는 몸 전반적인 기혈의 흐름에 집중해서 원인을 파악한다. 한의학에는 불통즉통不通卽痛이라는 말이 있다. 통하지 않고 막히면 통증이 된다는 뜻이다. 모든 경락이 통하는 머리에 통증이 있다는 것은 어딘가 순환이 막혀 있기 때문이라고 본다. 따라서 머리 한 부분에만 국한되지 않고 기혈이 통하는 인체 내의 모든 부분을 살펴보게 된다.

실제 이유 없는 만성 두통으로 온 환자에게 소화기 계통의 처방과 치료를 했을 때 통증이 완화된 사례가 많다. 환자의 신경학적 검사와 문진상 이상이 없었으나 평소 소화기 계통의 답답함과 함께 두통을 동반하는 경우가 이에 해당한다. 한의학에서는 이럴 때 비의 기능이 떨어져 순환력이 떨어지고, 이로 인해 인체 상부의 흐름이 막혀 두통이 발생한다고 본다. 한편 기력을 보충하는 처방과 치료를 통해 두통이 완화된 사례도 많이 볼 수 있다. 체력이 떨어진 환자의 경우 혈액 순환뿐 아니라 모든 내장기 기능이 떨어져 통증이 발생하는 경우가 많다. 이 경우에는 갑작스러운 통증보다는 은근하고 무거운 통증이 지속된다. 이를 한의학에서는 신정腎精이 떨어지면서 순환이 힘들어지고, 그로 인해 습과 담이 쌓여 통증을 일으킨다고 본다. 그래서 체력을 보충하는 처방을 통해 기력을 회복하여 순환을 도움으로써 두통을 해결한다.

한의학적 두통 치료법은?

한의학에서 기본적으로 사용하는 방법은 침 치료 요법이다. 사용하는 혈 자리는 두통의 종류와 원인, 정도에 따라 결정된다. 실제로 백회百會, 풍지風池, 구허丘墟, 임읍臨泣, 태충太衝, 중저中渚, 외관外關에 8주간 1~2회 침 치료를 시행한 결과, 비치료군에 비해 유의하게 편두통 강도를 감소시킨 연구 결과가 있다. 또 편두통에 처방하는 약물인 메토프롤롤metoprolol(베타차단제)의 효과와 비교해보면, 위의 경혈을 활용한 침 치료군에서 50% 이상 두통 강도가 감소한 환자 비율이 더 많았으며, 부작용은 더 적었다는 보고도 있다.

유침 치료뿐 아니라 전침 치료와 약침 치료도 두통에 효과가 있

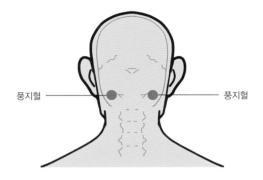

풍지혈 ————   ———— 풍지혈

다. 침 치료가 긴장형 두통에 얼마나 유용한지를 알아보는 연구에서 수기침에 비해 전침이라고 하는 전기 자극이 있는 침이 더욱 효과적임을 확인할 수 있었다. 한의학에서 어혈을 제거하는 효과가 있어 다용도로 사용되는 홍화 약침 치료의 경우 만성적 두통이 있는 환자 40명에게 시술한 후 대조군과 비교해 보니 같은 혈 자리 자극에서 유의미한 두통 통증 감소 효과를 나타냈다.

   한약 치료는 증상의 완화와 원인의 치료를 고려하여 진행한다. 스트레스, 잘못된 자세로 인해 현대인에게 흔한 긴장성 두통의 경우 한약 치료로 갈근탕葛根湯을 가장 먼저 고려하게 된다. 갈근탕은 갈근, 마황, 계지, 작약, 감초가 함유된 탕제로 목과 등허리가 땅기는 감기 증세에 사용하는 처방이다. 기본적으로 어깨 결림이 있으며 체질이 허약하지 않은 사람의 긴장된 근육을 풀어줌으로써 두통을 완화시키는 효과가 있다. 또한 오수유탕吳茱萸湯의 경우 편두통, 긴장성 두통으로 진단받은 환자를 대상으로 연구를 진행한 결과 대조군에 비해 두통 발생 일수가 감소했고, 수족냉증, 생리통, 어깨

결림 등의 동반증상이 감소하는 것을 확인할 수 있었다. 특히 오수유탕의 경우 냉성두통이라 불리는 한랭성 두통에 효과가 큰 것으로 보고되어 있다. 한랭성 두통은 머리를 차갑게 할 때 컨디션이 더 나빠지는 경우를 의미한다. 실제로 오수유탕은 체온을 높이고 뇌혈류를 개선하는 효과가 있어 차가운 체질의 두통 환자에게 탁월한 효과를 보인다고 할 수 있다.

두통의 원인과 증상은 환자에 따라 달라질 수 있어 정확한 원인 파악과 진단을 통한 한의학적 진료가 도움이 될 수 있다. 특히 양약으로 충분한 진통 효과를 얻을 수 없고, 약물 의존도가 높아지는 경우, 두통의 원인에 심리적·기타 기능적 요인이 포함된 경우 한의학에서 답을 찾을 수 있을 것이다.

두통 환자에게 도움이 되는 생활 습관은?

1. 유산소 운동

모든 질병의 근원은 스트레스이다. 화를 내거나 불안해지면 교감신경계가 촉진돼 스트레스 호르몬의 분비가 증가되면서 다양한 반응이 나타난다. 이런 스트레스 반응은 긍정적인 면이 있으나 과도하게, 빈번하게 나타나면 육체적·심리적으로 부정적인 영향을 미치면서 두통의 악화 요인이 된다. 이때 적당한 운동은 근육을 강화하고, 목과 어깨, 허리 등의 근육 긴장도를 낮추는 데 도움이 된다.

근육 긴장도가 낮아지면 근육의 긴장 및 심리적 긴장이 낮아져 두통 해소에 많은 도움이 되는데 특히 조깅, 속보, 수영 등의 유산소 운동이 좋다. 따뜻한 목욕을 통해 체온을 높이는 것도 근육을 이완시키는 방법이 될 수 있어 상황에 맞는 스트레스 관리법을 선택할 것을 권한다.

2. 규칙적인 수면 습관 유지

수면을 통해 몸은 정신적, 신체적 회복을 하며 뇌의 기능 또한 회복하게 된다. 안정된 숙면을 취하면 신체와 뇌는 충분한 휴식을 취할 수 있다. 하지만 수면의 질이 저하된 채로 잠을 자게 되면 뇌가 충분한 휴식을 취하지 못해 멍하고, 개운하지 않으며 두통이 생길 수 있다. 따라서 양질의 수면으로 뇌의 충분한 휴식을 유지하는 것은 두통을 완화시키는 데 도움이 된다. 두통과 함께 수면에 불편감이 있다면 수면에 도움이 되는 치료를 병행하는 것이 효율적인 치료 방법이 될 수 있다.

3. 규칙적인 식사

컨디션 관리에 중요한 부분 중 하나가 식습관이다. 6시간 이상 음식을 섭취하지 않는 것도 두통을 유발하는 원인이 된다. 공복 시간이 길어지면 혈당치가 낮아져 뇌로 혈당을 공급하기 위해 뇌혈관이 수축하게 되는데, 이로 인해 두통이 발생할 수 있다. 따라서 공복 시 두통이 잦은 경우, 적은 양의 음식을 하루 4~5회 정도 먹어

공복 시간을 줄이는 것이 두통 예방에 좋은 관리법이다.

4. 두통 유발 원인 음식 섭취 제한

아민, 아질산염nitrate, 아스파탐aspartame, 카페인을 많이 함유한 커피나 음료수는 두통 유발인자이다. 이런 식품이나 음료수와 관련된 두통이 있다면 일차적으로 유발요인이 되는 식품이나 음료수는 피하는 것이 좋다.

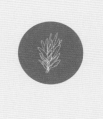

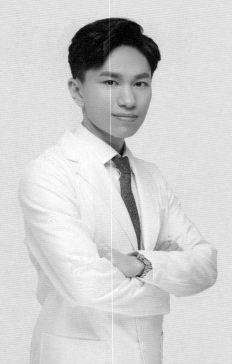

박지훈 **원장**

가천대학교 한의과대학 졸업

대한한의학회 학술대회 입상

척추신경추나의학회 정회원

대한동의방약학회 정회원

SCI급 학술지 Journal of Ginseng Research 논문 게재

현) 다인한의원 원장

다인한의원

주 소 경기 성남시 수정구 수정로 175-1
전 화 031-8039-7577
홈페이지 blog.naver.com/jhphani

한방으로 비만에서 탈출하자!

한방 다이어트

계속되는 다이어트 실패.
나에게 맞는 처방을 찾아야 성공할 수 있다!

당뇨, 고혈압 등 각종 성인병은 물론
간암, 대장암과 같은 암 유발에 영향을 주는 비만.
이제 다이어트는 미용 목적을 넘어 건강한
삶을 살아가기 위한 필수사항이 되었다.
하지만 문제는 다이어트 성공률이 지극히 낮다는 것!
식욕을 주체하기 힘들거나 요요현상으로
다이어트에 발목이 잡혔다면 한방 요법을
통해 건강한 다이어트에 도전해보자.

다이어트, 왜 한방인가?

많은 사람이 다이어트에 실패한다. 왜 실패할까? 가장 큰 이유는 빠졌던 체중이 다시 늘어나는 요요현상 때문이다. 한의원에서 다이어트를 해야 하는 가장 큰 이유가 여기에 있다. 한의원 다이어트는 기계적으로 살만 빼는 다이어트가 아니라 몸의 대사기능을 올리는 방법을 이용한다. 동시에 식욕 억제 효과로 식사량을 줄여주고, 불필요한 수분과 노폐물인 습담, 독소를 제거한다. 대사기능을 그대로 둔 채 지방만 흡입하는 시술을 하거나, 식욕만 억제하는 약 복용은 필연적으로 요요현상을 일으킨다. 한방 다이어트는 대사기능을 조절하고 변화된 체중에 몸이 적응할 수 있게 만들어준다는 점에서 다른 다이어트와 차별된다.

다이어트를 해 본 사람들 그리고 실패했던 사람들은 요요현상 없는 다이어트가 정말 가능한 이야기인지 의구심을 갖게 된다. 이런 분들에게 한의원 다이어트는 체중 감량의 필승법이라고 자신 있게 말하고 싶다. 과연 무엇이 특별하기에 요요현상 없이 살을 빼고 유지할 수 있다는 것일까? 구체적인 내용을 하나씩 다루도록 하겠다.

시작에 앞서 기억해야 할 것은 죽을힘을 다해 달리는 100m 달리기처럼 다이어트를 하려고 생각하면 실패한다는 것이다. 내원하는 환자 중 한 달에 20kg 이상 감량 혹은 본인 체중의 20% 이상 감량을 원하는 분들이 있는데 이는 잘못된 생각이다. 그토록 많은 체중을 한 달 만에 확 빼놓고 그 이후에도 살이 빠진 상태로 유지가 된다면 정말 좋겠지만, 불가능하다. 한방 다이어트로 감량한 체중을 요요 없이 새로운 체중조절점set-point으로 유지하기 위해서는 통상적으로 1~3개월의 감량기를 거쳐 2~6개월의 유지 기간이 필요하다. 경험적으로 볼 때 첫 1개월 동안 8~12%의 체중 감량, 혹은 3개월에 걸쳐 체중의 27%까지는 요요 없이 체중 감량, 유지가 가능하다. 그 이상의 감량이 필요한 경우는 고도비만에 해당하는 경우로 6개월 이상 꾸준한 감량과 유지관리 기간이 필요하다. 한 달 만에 모든 것을 승부보려고 하지 말자. 최소 3개월은 투자하자. 꾸준한 노력과 지속적인 관심, 그리고 다이어트 전문 조력자인 한의사의 도움이 있다면 요요 없는 다이어트, 성공할 수 있다.

한의원 다이어트, 어떤 방법으로 하나?

다이어트를 위해 한의원에 내원하면 먼저 체성분 검사와 현재 몸상태 분석을 위한 설문지를 작성한다. 이후 설문지 내용을 보며 한의사가 직접 맥진, 복진, 설진을 통해 환자에게 가장 적합한 맞춤형 다이어트 방법과 처방을 결정한다. 맞춤형 다이어트가 중요한 이유는 개인별로 다이어트에 필요한 식이요법과 약재의 종류, 용량이 다르기 때문이다. 시중에 많이 알려진 다이어트용 건강기능식품과 병원에서 처방된 양약은 기성품으로 나오는 약이기 때문에 약의 용량은 조절할 수 있어도, 개인의 체질적 특성을 제대로 반영하기는 어렵다. 유행하는 식단 역시 모두에게 적합한 방법이 아니므로 본인에게 맞는 방법을 찾는 것이 중요하다. 어떤 사람에게는 간헐적 단식이 적합하겠지만 어떤 사람에게는 저탄고지 식단으로 알려진 키토제닉 식단이 더 효과적이다. 이렇듯 다이어트는 누구에게나 적용되는 정도正道가 있는 것이 아니라 본인의 체질적 특성에 맞는 적합한 방법을 잘 찾아서 하는 것이 중요하다. 한의원의 다이어트는 개인별 체질적 특성에 맞게 처방과 식이요법을 결정하기 때문에 본인에게 잘 맞는 다이어트를 할 수 있다.

처음 내원하는 분들에게는 설문지 작성 과정에서 꼭 다이어트 목표 체중과 기간을 적게 한다. 그리고 상담을 통해 목표 달성이 언제까지, 어떻게 하면 가능한지 말씀드리고 실현될 수 있도록 처방한다. 개개인의 목표치는 다르지만 중요한 것은 '3개월 안에 몇 kg를 감량하겠다, 6개월까지는 무슨 일이 있어도 식단과 생활패턴을 유지하겠다'와 같은 목표를 원장과 함께 세워야 한다는 것이다. 진료 과정에서 실현 가능한 목표치를 확인하고 목표를 이루기 위해 처방받은 식이요법과 한약 복용을 꼭 지키는 것이 중요하다. 한약 없

이 해독요법 혹은 절식
을 시행한다면 포기하
기 쉽지만 한약의 도움
을 받는다면 어려운 과
정을 이겨낼 수 있다.
초기 며칠간의 해독요
법을 통해 몸을 변화시
키고, 이후 맞춤형 한약
의 도움을 받기 때문에
큰 어려움을 느끼지 않
고 건강하게 목표에 도
달할 수 있다.

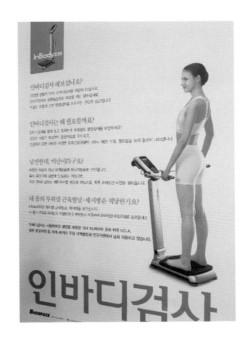

 요요 없이 온전히 감
량된 체중에 적응하기 위해서는 통상 감량 기간의 두 배에 해당하
는 관리가 필요하다. 한의원에서 1개월 집중치료 이후 2개월의 팔
로우업 관리, 혹은 3개월 집중치료 이후 6개월의 팔로우업 관리와
같이 치료 기간의 2배에 해당하는 관리 기간을 둔다. 결론적으로 총
3~9개월에 걸친 프로그램을 통해 요요 없이 날씬한 몸을 유지하도
록 한다. 감량기와 유지기 이후 최종적으로 맞춰진 새로운 체중조
절점에서 대사량은 올라가고, 식욕은 억제된 상태를 건강하게 유지
할 수 있다. 다이어트 치료 초기에는 2주일에 한 번씩 내원하여 체
성분 검사＋지방 분해 침＋식단 일기 체크와 재처방이 나가고, 유

다이어트 상담설문지

1. 최근 체중변화를 적어주세요.
   (예: 학생 대 48kg 30대부터 70kg 유지해서 현재까지)

   _____

2. 변비가 있으신가요?
   ☐ 없다   ☐ 가끔   ☐ 심한편이다   ☐ 아주 심하다

3. 몸이 붓는 편인가요?
   ☐ 붓지 않는다   ☐ 가끔 붓는다   ☐ 심하게 붓는다
   부종이 생기는 부위 (   )

4. 물을 많이 드시는 편인가요?
   ☐ 별로 안 마신다   ☐ 보통   ☐ 많이 마신다

5. 평소에 물 이외에 마시는 것이 있다면 적어주세요. (중복 체크 가능)
   ☐ 커피   ☐ 음료수   ☐ 차   ☐ 그 외 (   )

6. 커피를 마시고 잠을 못 이룬 적이 있으신가요?
   ☐ 없다   ☐ 가끔   ☐ 자주   ☐ 항상

7. 우유를 마시고 설사가 난 적이 있으신가요?
   ☐ 없다   ☐ 가끔   ☐ 자주   ☐ 항상

8. 스트레스가 심할 때 먹는 것으로 푼 적이 있으신가요?
   ☐ 없다   ☐ 가끔   ☐ 자주   ☐ 항상

9. 가족 중에 비만인 분이 계신가요?
   ☐ 많다   ☐ 보통이다   ☐ 없다

10. 현재 복용하는 약물이 있다면 적어주세요. (중복 체크 가능)
    ☐ 혈압약   ☐ 당뇨약   ☐ 호르몬제   ☐ 영양제
    ☐ 피임약   ☐ 그 외 (   )

다이어트 목표 체중 및 기간 설정 가이드

- 2년 이내에 생활환경이 바뀌어 체중이 늘어났다면 1~3개월의 다이어트 치료로 빠르게 감량할 수 있다.
- 5년 이상 과체중이 유지된 경우라면 3~6개월의 다이어트 치료와 유지 기간이 필요하다.
- 다이어트를 하는 절대다수는 어떻게 체중을 감량해야 하는지 몰라서 실패한다. 일주일에 꾸준히 1kg씩 빼는 것이 아니라, 1개월 만에 본인 체중의 10%를 감량하는 것이 중요하다. 한의원 다이어트가 이것을 가능하게 만든다. 시간이 지나면서 감량되는 절대 무게량(kg)은 줄어들지만, 감량비율(%)은 10% 내외로 일정하게 유지하며 최종 목표 체중까지 도달한다.
- 위와 같은 방법으로 1개월에 체중의 8~12%를 감량하고 2개월에 13~20%, 3개월에 21~27%까지 감량 후, 감량에 소요된 기간의 2배에 해당하는 유지관리기에 돌입한다. 유지관리기에는 처방받은 식단을 유지하면서 한 달에 한 번 내원하여 점검받는다. 가능하면 유지관리기까지 관리 받을 수 있는 한의원 다이어트 프로그램을 권한다.
- 체중의 30% 이상을 감량해야 하는 고도비만의 경우 6개월가량의 한약 치료가 필요하고, 이후에도 꾸준히 관리 받는 것이 좋다.

지 및 관리기에는 한 달에 한 번씩 내원하여 체성분 검사를 토대로 한 상담과 식단체크, 팔로우업이 진행된다.

한방 다이어트의 장점은?

한의원 다이어트, 비만 치료의 장점은 두 가지가 있다. 첫째, 안전하다. 병원에서 체중 감량을 위해 처방하는 삭센다Saxenda, 벨빅Belviq, 펜터민Phentermine 등의 양약은 요요현상, 약물 의존 현상과 함께 입 마름, 수면 장애와 같은 부작용이 생길 수 있다. 그에 비해 한약은 여러 약재의 배합을 통해 부작용은 줄이면서, 빠른 효과가 나타나도록 처방할 수 있다.

둘째, 체질에 따른 맞춤 다이어트가 가능하다. 사상체질을 기준으로 했을 때 태음인에 해당하는 환자의 경우 마황麻黃을 기본으로 하는 처방을 사용한다. 소양인의 경우 목통과 지황, 소음인의 경우 건강과 진피를 기본으로 하는 약재를 사용한다. 배고픔을 참기 어려워하는 환자에게는 의이인을 추가로 배합한다. 한방 다이어트로 건강을 지키면서 빠르게 감량할 수 있는 비법은 환자의 상태와 체질에 맞게 다양한 약재와 식이요법을 적절하게 사용하기 때문이다.

다이어트 한약의 주요 성분, 마황은 안전한가?

다이어트 한약에 들어가는 마황 성분이 우리 몸에 해로운 영향을 주지 않을까 걱정하는 목소리가 있다. 하지만 이는 기우에 불과하다. 마황에 대해 우려하는 이유는 마황에 포함된 에페드린Ephedrine 성분 때문이다. 에페드린은 마황의 유효성분 중 하나로 교감신경을 흥분시키는 작용이 있으며 현재 일반, 전문의약품으로 진해제, 발한제 등 다양한 용도로 처방되고 있다. 과도한 양을 사용하면 부작용을 일으킬 수 있으므로 적정한 용량을 사용하는 것이 중요하다. 미국 FDA에서는 에페드린의 안전한 하루 복용량을 150mg까지 허용하고 있는데, 한약의 안전성에 의구심을 가지고 대한의사협회에서 조사했던 수십 개 한의원 다이어트 한약 모두에서 에페드린 함유량이 안전 범위 내인 150mg 미만임이 확인되었다. 이는 한약이 안전한 범위 내에서 처방되고 있음을 확인한 예다. 이미 많은 임상연구를 통해 마황이 함유된 한약 처방의 안전성이 검증되었고, 함께 배합하는 다른 한약재들을 통해 마황의 부작용이 나타나지 않도록 처방된다. 정확한 진단 없이 마황을 단일 성분으로 남용하면 문제가 되겠지만, 마황의 적정 사용량과 용법, 약재 배합 방법에 대해 철저히 교육받고 배출된 전문 의료인인 한의사가 처방한 한약이라면 안심해도 된다.

다이어트 한약의 효과는?

1. 식욕이 억제되고 포만감이 생겨 해독요법, 간헐적 단식·절식을 힘들지 않게 할 수 있다.
2. 간헐적 단식·절식 과정에서 변비를 개선하고, 장내 불필요한 독소를 빼낸다.
3. 근육량은 보존하고 지방과 불필요한 수분인 습담을 제거한다.
4. 운동량을 늘리지 않아도 다이어트가 가능하다.
5. 체중증가로 생기는 대사증후군, 고혈압, 당뇨와 합병증을 예방, 치료할 수 있다.

맥진, 복진, 설진을 거쳐 다이어트 한약을 처방한 후, 효과를 극대화하기 위해 환자마다 해독요법, 간헐적 단식·절식 혹은 저탄고지 식단이 처방된다. 약재의 적합도를 확인하거나 치료 강도를 강하게 해야 할 필요가 있는 경우, 단계별 테스트 약을 거쳐 약의 적합도와 강도를 확인하여 최종 처방이 나간다.

한방 다이어트가 잘 안 되는 경우가 있는가?

결론부터 말하면 한방 다이어트를 적절한 방법으로 시행하면 체질과 관계없이 감량이 잘 된다. 그러나 주의해야 할 상황이 있는데, 냉증冷症과 습담증濕痰症에 빠진 경우이다.

1. 냉증

우리 몸의 체온은 $36.5 \sim 37 °C$로 유지되는데 노화가 진행되면서 점차 체온이 낮아진다. 하지만 젊은 사람 중에서도 몸이 차다고 호소하는 경우가 많으며, 그중 체온이 지속해서 $36 °C$ 미만으로 떨어진 경우를 냉증이라고 한다. 냉증은 주로 복부 냉증과 수족 냉증으로 나뉜다. 복부 냉증의 경우 소화기관의 운동성이 떨어지고 기력과 매사 의욕이 떨어지게 된다. 변비, 설사, 요실금이 생기는 경우도 있다. 상담을 통해 냉증이 확인되면 자궁, 방광 등 비뇨생식기의 문제가 있는 것은 아닌지 확인하고 체온을 끌어올리는 약재를 배합하여 냉증 치료를 병행하며 다이어트를 진행한다.

복부는 괜찮지만 사지 말단이 차갑다고 느끼는 수족냉증의 경우 한의학에서는 '비기허脾氣虛'라는 변증辨證으로 진단한다. 비장脾臟은 사지 말단을 주관할 뿐만 아니라 췌장Pancreas을 의미하기도 한다. 따라서 비기허 증상이 계속되면 사지 말단 혈액 순환이 저하될 뿐만 아니라 인슐린 분비 기능이 약해지고, 인슐린 저항성이 증가하는 대사증후군 위험성도 커질 수 있다. 수족냉증이 있다면 원인을 파악하고 이를 치료하는 처방이 우선되어야 한다.

냉증 자가 진단 테스트

☐ 배를 만져보면 차갑거나 배가 자주 아프다
☐ 겨울철에 추위를 남들보다 많이 느낀다
☐ 손발이 잘 붓거나 시리다
☐ 몸에서 식은땀이 많이 난다
☐ 생리가 잘 나오지 않거나, 생리통이 있다
☐ 감기에 잘 걸리고 컨디션이 안 좋으면 입술이 파래진다

6개 중 3개 이상이면 냉증의 가능성이 크며, 정밀 진단을 받는 것이 좋다.

2. 습담증

많은 사람이 "나는 살이 안 빠지는 체질이야, 나는 물만 먹어도 살찌는 체질이야, 나는 조금만 먹어도 살찌기 때문에 다이어트가 안 돼"라고 이야기한다. 실제로 이런 분들은 음식을 많이 먹지 않는데 살이 쪄서 억울할 만도 하다. 먹는 양에 비해 대사량이 적고 대

습담증 자가 진단 리스트

- ☐ 자고 일어나면 얼굴이나 손발이 잘 붓는다
- ☐ 머리가 무겁고 어지럽다
- ☐ 매사에 의욕이 없고 잠이 많다
- ☐ 배에 가스가 자주 차고 뱃살이 안 빠진다
- ☐ 물을 마시면 속이 더부룩하게 얹힌다
- ☐ 운동을 하면 쉽게 피로해진다

6개 중 3개 이상이면 습담증의 가능성이 크며, 정밀 진단을 받는 것이 좋다.

습담증 개선을 위한 차, 생강귤피차 만드는 법

1. 물 2L와 생강 편 30g, 말린 귤껍질 15g을 준비한다
2. 생강과 귤껍질을 함께 넣고 끓기 시작하면 약불로 줄여 1.8L 이하가 될 때까지 졸인다
3. 기호에 따라 꿀을 1/2티스푼 이하 범위에서 첨가할 수 있다. 완성되면 냉장 보관한다
4. 필요할 때마다 끓이거나 전자레인지를 이용하여 따뜻하게 복용한다

사기능이 떨어진 것을 의학적으로 습담증이라고 하는데, 이 경우 많이 먹지 않았는데도 억울하게 살이 찔 수 있다. 이때는 습담증 치료를 선행해야 한다.

습담증은 근육량이 적고 흔히 말하는 물살(부종)이 있는 경우가 많다. 조금만 먹어도 살이 찌고 물살이 있다면, 순환이 되지 않아 생기는 노폐물인 습담이 쌓인 것이다. 습담증 치료는 해독요법을 사용하는데, 한약 복용과 함께 한방비만학회에서 나오는 해독수 혹은 해독주스를 이용하여 장내 독소와 물살을 먼저 제거한다. 습담

증과 함께 나타나는 증상인 변비, 소화 장애 역시 해독요법을 통해 개선될 수 있다.

체질에 따른 다이어트 유의점은?

다이어트 상담을 하면서 본인이 살이 잘 찌는 체질인지, 살이 안 빠지는 체질은 아닌지 물어보는 경우가 많은데 일반인들이 사용하는 '체질'은 한의학적 용어인 '사상체질'과 그 의미가 다르다. 사상체질은 동무 이제마에 의해 창안된 것으로 태양인, 태음인, 소양인, 소음인의 4가지 체질로 구분하고, 각각의 체질은 태어날 때부터 타고나며 변하지 않는다. 반면 일반인들이 사용하는 체질의 의미는 한의학적으로 비수강약肥瘦强弱에 해당한다. 이는 살찐 사람, 마른 사람, 체력이 강한 사람, 체력이 약한 사람으로 구분하고 상황에 따라 충분히 변할 수 있는 개념이다. 따라서 살이 잘 찌는 체질, 살이 안 빠지는 체질이 존재하는 것은 맞다. 하지만 치료를 통해서 체중은 충분히 조절될 수 있다. 그러므로 '나는 살이 잘 찌는 체질이라서 다이어트를 못 해'라는 변명은 통하지 않는다. 어떤 체질이라도 한방 다이어트 치료를 통해 효과를 볼 수 있다.

사상체질 중 태음인이 가장 비만이 되기 쉽다고 알고 있는 사람이 많을 것이다. 실제로도 그렇다. 반면에 살찐 태음인은 살을 뺄 때 가장 감량도 잘 되는 체질이다. 오히려 소양인, 소음인은 특수한 경우가 많고, 비만 치료에 있어 세심한 처방이 필요하다. 체질별 비만 유형을 하나씩 살펴보자.

1. 태음인 비만

우리나라 인구의 약 40% 이상이 태음인에 해당한다. 간장肝臟의 기운이 강하고, 음식을 가리지 않고 잘 먹고 식탐이 많다. 주로 복부비만, 내장지방형 비만이 많다. 음주로 인해 복부비만 형태로 나타나는 경우가 많다. 식욕을 억제하고 포만감을 높이는 처방의 효과가 잘 나타나고, 끈기 있는 성격이 많아 다이어트 성공률이 높다. 내장지방으로 인한 대사증후군의 위험성이 높으므로 복부비만이 있다면 다이어트를 꼭 하는 것이 좋다.

2. 소양인 비만

소양인은 우리나라 인구의 약 25%에 해당한다. 비장脾臟의 기능이 강해서, 항상 소화가 잘되고 배고파한다. 성격이 급하고, 화끈한 경우가 많다. 스트레스로 식욕을 억제하지 못하고 폭식하면서 체중이 늘어나 비만이 유발되는 경우가 많다. 위열胃熱이 많아서 매운 음식보다는 담백한 음식을 먹는 것이 좋고, 역류성 식도염을 조심해야 한다. 살이 찌면 주로 전신 비만이 많고, 하체가 약한 편이므로 하체 강화 운동을 하는 게 좋다. 끈기가 부족하고 변덕이 있는 경우가 많은데, 열을 내리는 약재를 병행하며 식욕을 억제할 수 있도록 다이어트를 진행하면 부작용 없이 살이 잘 빠진다.

3. 소음인 비만

소음인은 우리나라 인구의 약 30%에 해당한다. 비위脾胃의 기능이 약해 손발이 차며 소화불량으로 인한 더부룩함, 부종과 피하지방 축적이 생기는 냉증과 습담증이 많다. 일상에서 야외 활동이나 운동을 즐기지 않는 경우 활동대사량이 낮고, 음식을 많이 먹지 않는데도 살이 빠지지 않아 고민하는 경우가 많다. 소화기의 기능을 활성화시켜 포도당이 잘 소비될 수 있도록 하는 것이 중요하며, 복부와 하체에 쌓이는 피하지방이 많으므로 초기 치료로 체중이 어느 정도 빠지고 나면 운동을 병행하는 것이 좋다. 몸무게는 정상인데 내장지방이 쌓인 마른 비만이 많으며 세심한 한약 처방과 식이요법이 병행되어야 한다.

4. 태양인 비만

태양인은 우리나라 인구의 2% 미만이다. 비만을 염려할 필요가 없다. 갑자기 체중이 증가했다면 근육량이 증가한 것인데, 근육량이 증가한 상태에서 이후 생활패턴이나 식단이 바뀌어 근육이 지방으로 변할 수 있다. 다른 체질과 달리 운동을 통해 체내 에너지를 사용하는 것만으로도 체중을 감량할 수 있는 유일한 체질이다.

체질에 따라 비만의 유형이 전형적으로 나타나는 경우가 많지만 무조건 일치하는 것은 아니다. 사상체질 진단은 평소 생활패턴과 식사 습관에 따라서 달라질 수 있어 섬세한 진료 이후 확인할 수 있다. 체질과 무관하게 일반적으로 여성은 대퇴부, 둔부에 지방이 잘 쌓이고 피하지방이 많으며, 남성은 복부비만에 취약하고 내장지방이 잘 쌓인다. 체질적인 요소도 중요하지만, 현재 본인의 증상과 상황을 정확히 파악하는 것이 더욱 중요하다.

다이어트 식단은?

앞서 체질별로 다이어트 치료 방법과 식단이 다르다는 이야기를 했다. 처방은 물론 식이요법도 체질에 맞게 진행하는 것이 중요한데 체질과 비만의 양상별로 적합한 식이요법과 식단을 소개한다.

1. 한약 다이어트 시기의 식단

첫 하루는 24시간 단식(절식) 방법을 시행하고, 이후 16시간 단식(간헐적 단식)을 진행한다. 한약을 복용하지 않고 단식 혹은 절식을 해 본 경험이 있는 사람이라면 절식이 쉽지 않다는 것을 알 것이다. 한약의 도움이 있다면 간헐적 단식은 어렵지 않게 할 수 있다. 첫 3일간은 몸이 다이어트에 적응하고 대사력을 높일 수 있도록 워밍업을 한다고 생각하면 된다. 우리 몸은 알로스테시스allostasis(동적평형)를 유지하고자 하므로 적절한 방법으로 다이어트 모드에 돌입하여 몸이 적응한다면 유지 지속기에도 요요 없이 체중 유지가 가능하다. 단식을 거치면서 인슐린 저항성이 낮아지고, 성장호르몬 분비가 왕성해지므로 당뇨 환자나 소아 비만에도 일시적으로 적용할 수 있다. 수분 섭취는 충분히 하는 것이 좋고, 만약 변비가 생긴다면 변비환을 병용하는 것이 좋다.

한약 다이어트 1개월 차 식단 소개

	1일	2일	3일	4일	5일	6일	7일
1주 차	간헐적 단식(3일)			완화식1(선식+점심 1끼 반식)			
2주 차	완화식2(점심+저녁 2끼 반식)						
3주 차	완화식2(점심+저녁 2끼 반식)						
4주 차	완화식3(점심+저녁 2끼 2/3식) or 일반식(하루 3끼 2/3식)						

❶ 1주 차

- 1일 차 1일 차에는 한약과 두유 외에 다른 음식을 복용하지 않는 절식을 시행한다. 한약이 충분한 포만감을 주기 때문에 3일만 잘 이겨내면 이후 생활에 지장 없이 진행된다.

- 2일 차 2일 차에는 두유 혹은 단백질 성분으로 된 영양 음료를 복용한다. 만약 포만감이 들지 않는다면 끼니 사이에 토마토, 오이, 당근 등 당질이 적고 식이섬유가 많은 채소류를 병용한다.

- 3일 차 3일 차에는 미음 또는 죽을 복용한다. 이때부터는 적게 먹어도 편안한 상태가 유지된다.

	준비기	1일차	2일차	3일차	4~7일차	8일차~21일차
아침	정상식사	두유+한약	영양음료+한약	미음, 죽+한약	완화식1+한약	완화식2+한약
점심	정상식사	두유+한약	영양음료+한약	미음, 죽+한약	완화식1+한약	완화식2+한약
저녁	정상식사	두유+한약	영양음료+한약	미음, 죽+한약	완화식1+한약	완화식2+한약
취침 전	변비환 복용	필요 시 환약	필요 시 환약	필요 시 환약		

1~3일 차를 거치면서 테스트용 한약을 복용한다. 테스트 약의 강도를 확인하는 과정에서 변비 혹은 불면이 온다면 이를 보완하는 환약을 함께 복용한다. 해독요법이 필요한 경우라면 첫 7일간 선식과 함께 해독수 혹은 해독주스를 복용한다.

❷ 2~3주 차

원칙적으로 점심~저녁 시간(1시~7시)의 2끼 반식을 제외한 나머지 18시간에는 한약 외 다른 음식을 복용하지 않는다. 아침 공복감이 심하다면 저지방 다이어트의 경우 해독주스, 저탄수화물 다이어트의 경우 방탄커피를 활용한다.

❸ 4주 차 이후

3주까지 한약 복용과 식단을 열심히 시행하였다면 체중의 8~12%가 감량될 것이다. 체중 감량이 더 필요하다면 완화식2를 지속 시행하며 추가 처방이 들어간다. 목표를 달성하였다면 완화식3 또는 일반식을 1주일 동안 시행한 후 체중이 잘 유지되는지 확인한다. 체중이 잘 유지된다면, 감량 기간의 두 배에 해당하는 기간 동안 유지관리기에 돌입하면 된다.

2. 한약 다이어트 이후의 일반식 (유지관리기 식단)

목표 체중 도달 이후에는 다이어트에 소요된 시기의 최대 2배까지 하루 세 끼를 2/3만큼 먹는 일반식으로 전환하여 유지하는 기간을 갖는다. 가장 많이 사용하는 일반식은 저지방 식단이다. 경우에 따라 저탄고지 식단을 사용하기도 한다. 아직은 다이어트 유지관리기라는 사실을 기억하면서 식단을 시행하고 체크를 받는다면 요요 없이 체중을 잘 유지할 수 있다.

❶ 저지방 식단

탄수화물과 단백질을 합하여 200g(800kcal) 내외로 섭취하고, 지방으로 얻는 열량을 20%(300kcal) 이내로 유지하며 섭취한다.

- 단백질 섭취 (현재 체중×1.2~1.3)g을 육류, 생선, 계란, 치즈, 두부 중 본인이 선호하는 방식으로 섭취한다.

식품별 단백질 함유량

육류, 생선	100g당 단백질 20g	계란	1란 당 단백질 6g
치즈	1장 당 단백질 4g	두부	1모 당 단백질 24g

체중 70kg인 사람의 예시

아침	계란 1란(6g), 두부 반모(12g), 치즈 1장(4g)
점심	생선 / 육류 150g(30g)
저녁	육류 / 생선 150g(30g)

필요한 단백질 섭취량은 84~91g → 한 끼에 30g의 단백질을 섭취한다.	견과류 소량(6g)을 아침, 점심, 저녁 중 복용하고 싶을 때 식사와 함께 복용한다.

- 탄수화물 섭취 정제된 탄수화물이 아닌, 자연의 탄수화물을 먹는 것이 중요하다. 밀가루가 들어간 식품은 먹지 말아야 하며, 흰쌀밥보다는 현미, 보리, 수수 등 잡곡밥을 섭취하는 것이 좋다.

- 지방 섭취 20% 이내로 섭취해야 하는데, 인스턴트 음식, 튀긴 식품은 절대 먹어서는 안 된다. 견과류와 올리브유 등 트랜스지방이 포함되지 않은 지방을 섭취하는 것이 중요하다.

❷ 저탄고지 식단 (키토제닉 다이어트)

당질 제한 식사요법이라고도 한다. 저탄고지 혹은 저당질 다이어트 식단은 포도당이 결핍된 상태로 몸을 만들어 지방을 연소시키고 케톤체를 에너지원으로 사용하게끔 몸을 변화시키는 것을 목표로 한다. 핵심은 정제된 탄수화물과 단당류, 이당류로 된 당질 섭취를 피하며 양질의 탄수화물을 소량 복용하는 것이다. 탄수화물 중독에 해당하는 사람은 이 식단을 사용할 때 키토플루keto flu라고 하는 부작용이 빈번히 일어나므로 주의해서 시행해야 한다. 식단이 정착되면 공복감이 들지 않고도 오랫동안 절식을 할 수 있다는 것이 장점이다. 이 식단이 어려운 점은 우리가 먹는 음식 대부분에 당질이 들어간다는 것이다. 파스타, 빵, 면은 물론이고 쌀밥과 과일에 들어있는 당질도 이 식사요법에서 요구하는 당질 복용량보다 지나치게 많기 때문에 세심한 식단 계획이 필요하다. 췌장, 간, 신장의 기능부전이나 고지혈증이 있다면 부작용의 염려가 있으므로 주의해서 시행해야 한다.

다이어트 한약, 정말 효과가 있는가?

지금까지 한의원 다이어트에 관한 여러 이야기를 했다. 다이어트 한약, 정말 효과가 있는 것일까? 의료법상 환자의 전후 변화 사례를 책에 소개하기는 어렵고, 임상 논문을 통해 확인해보자.

성인비만의 한약치료 임상연구에 대한 체계적 고찰

- 연구대상 성인 단순비만환자 중 BMI 25 kg/m² 이상인 환자들을 대상으로 하였고, 합병증으로 고혈압, 당뇨, 고지혈증을 가진 비만환자를 대상으로 한 연구는 포함하였다.

- 약물의 안전성에 대한 연구 한약 치료는 BUN, Creatinine 등 신장 기능 관련 수치에는 영향을 미치지 않은 것으로 나타났으며, AST, ALT에도 변화가 없거나 오히려 유의성 있는 감소를 나타낸 연구도 있었다는 점에서 볼 때, 한약 다이어트의 유효성과 안전성에 대해 확인할 수 있다. 4주에서 최대 24

주까지의 투약 기간 중 12주(3개월)간의 투약 기간이 전체의 38.46%로 가장 많았고, 그다음이 8주(2개월)로 30.77%를 차지하였다. 즉, 단기 감량을 제외하고도 2~3개월 안에 70.23%의 환자들이 감량에 성공했다는 것을 알 수 있다.

- 한약치료와 양약치료의 비교연구 당뇨병치료제로 알려진 메트포르민(metformin)과 당뇨병에 사용하는 한약(익기고본방)을 비교할 때, 한약 사용이 메트포르민 사용에 비해 복부둘레의 유의미한 감소를 보였고, 염증과정에서 발현되는 혈중 CRP, IL-6, TNF-α의 감소에도 더욱 효과적임을 알 수 있었다.

- 고찰 위 논문에서는 한약을 이용한 비만 치료에 대한 무작위 대조군 임상연구 논문 13편을 분석하였다. 복합 한약제제를 고혈압, 당뇨, 고지혈증을 동반하거나 하지 않은 성인 비만환자에게 4주에서 24주간 투약했을 때 위약에 비해 체중 및 복부둘레, 체질량 지수의 유의미한 감소를 보이는 것으로 나타났다.

자료: 한경선 외 2명, 대한한의학회 한방재활의학과학회, 2016.

한약 복용과 식단 지키기 외에
다이어트에서 유의할 점은 무엇인가?

1. 수면

다이어트에 있어 한약과 식단 다음으로 중요한 것은 수면이다. 수면의 중요성을 간과하는 경우가 많은데, 수면이 불규칙하면 스트레스 호르몬인 코르티솔cortisol이 분비되면서 염증 반응이 일어나고 복부에 내장지방이 축적된다. 또 식욕 억제 호르몬인 렙틴leptin의 분비가 줄어든다. 수면이 불규칙한 사람의 경우 다이어트가 쉽지 않은 이유가 여기에 있다. 이런 경우 수면 시간은 불규칙하더라도 수면의 질은 유지할 수 있도록 맞춤형 다이어트 처방이 필요하다.

2. 아침 식사

일반적으로 아침밥을 먹는 것이 건강과 다이어트에 좋다고 알려져 있는데, 간헐적 단식을 시행하면 꼭 아침을 먹을 필요는 없다. 아침 식사를 하면 깨어있는 시간에 대사를 활성화해 에너지를 사용하며, 일반 식사 시 저녁에 폭식하지 않는다는 장점이 있다. 하지만 한약 복용을 통해 대사가 활성화되고 식욕이 억제되므로 단식 시 아침을 먹지 않아도 무방하다.

3. 운동

다이어트는 운동을 병행해야 한다고 생각하는 경우가 많지만 현실적으로 쉽지 않다. 1시간 동안 쉬지 않고 조깅 혹은 수영을 하면 약 400~500kcal를 소모하는데, 김밥 한 줄(480kcal)만 먹어도 소모하는 열량보다 복용하는 열량이 더 많다. 또 운동했다는 것에 대한 보상 심리로 운동 이후 폭식하게 될 수 있다. 따라서 한방 다이어트를 하는 기간의 초기에는 운동량을 늘리지 않고 오히려 운동의 횟수를 줄인다. 몸이 새롭게 변화한 체중에 적응하며 체중조절점을 형성한 이후에 운동을 다시 시행할 수 있다.

4. 식사일기

다이어트를 할 때 첫 1개월 동안은 꼭 식사일기를 적게 한다. 식사일기를 적으면서 본인의 초심을 되돌아볼 수 있고, 다이어트가 잘 진행되지 않았을 경우 원인을 찾을 수 있다. 다이어트 환자들을 보았을 때, 식사일기를 작성하는 경우 성공률이 월등히 높았다. 한의원에서 제공하는 식단을 잘 지켰는지 확인하는 식사일기는 성공적인 다이어트를 위해 필수다.

다이어트 한약 복용 시 주의할 점은?

다이어트가 필요한 환자들은 대부분 여러 가지 방법을 시도해 보았으나 실패한 이후 한의원에 온다. 한약을 통한 다이어트의 성패는 초기 3일에 달려 있다. 초기 3일의 단식 과정을 한약과 함께 잘 이겨낸다면 이후의 과정은 순조롭다. 한약을 통해 다이어트 과정에서 몸에 필요한 성분을 보충해주기 때문이다. 따라서 첫 3일의 과정을 잘 이겨낼 수 있도록 마음을 굳게 먹고 다이어트에 임하는 것이 좋다.

목표 체중 달성 이후 체중 유지를 위해 필요한 것은 적절한 식단 관리와 운동이다. 식단은 체질과 현재 체중 상황에 맞게 한의원에서 제공해주기 때문에 잘 지키기만 한다면 큰 걱정을 할 필요가 없다. 운동을 다이어트 초기부터 시작하려는 분들이 있는데 체지방량이 많으면서 근육량이 표준보다 적으면 처음부터 운동을 시작하는 것은 적절하지 않다. 아직 기초대사량이 부족한 상황에서 과도한 운동을 한다면 수면 부족 상태일 때와 마찬가지로 코르티솔이 분비되며 폭식을 유발할 수 있어 다이어트에 방해된다. 운동은 초기 체중 감량에 있어 악영향을 끼치는 경우가 많고, 최소 1개월의 감량 이후 요요현상을 방지하고 체중을 유지하기 위해 시작하는 것이 더 효과적이다.

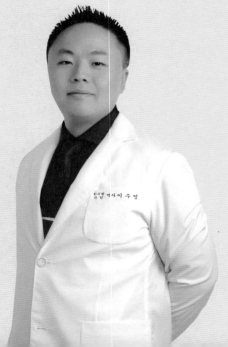

이주영 **원장**

상지대학교 한의학과 졸업

상지대학교 한의과대학원 한의학석사

상지대학교 한의과대학원 한의학박사

고신대학교 의과대학원 의학박사

2018·2019 한국소비자만족지수 1위
의료분야 : 자가면역질환 (2년 연속 수상)

2019 대한민국한의학명의 100인 선정

The Journal of International
Medical Research SCI저널 논문 등재

전)인천 광혜원한방병원 진료과장

전)서천군립 노인전문병원 한의과장

전)부평 아름다운세상한의원 대표원장

현) 동편부부한의원 대표원장

현) 통합의학연구소장(동편부부한의원 부설)

현) 유한의원(동편부부한의원 평택점) 진료자문의

동편부부한의원 본점

주 소 경기도 안양시 동안구 동편로 39번길 23, 1층
전 화 031-426-8310
홈페이지 https://dongpyuncoupleomd.modoo.at

원인 없는 증상으로 괴로워요

자가면역질환

하루에도 수없이 여기저기가 쑤시고 아프다.
어딘가 부딪쳤거나 뭔가 잘못 먹기라도 했으면
억울하지 않겠지만 특별한 원인 없이
증상이 산발적으로 나타난다면
자가면역질환을 의심해보자.

진통제, 항생제, 스테로이드제를 쓰면 씻은 듯이
나았다가도 계속 반복되는 만성질환들.
이 근본엔 면역체계의 혼란으로
인한 자가면역증상이 있다.
내 몸을 보호해야 하는 최고의
아군인 면역기능이 오히려 나를 공격한다?
나에게 일어난 당황스러운 내부반란.
자가면역에 대하여 지금까지 알려진 사실과
한의학적인 치료법을 알아보자.

자가면역질환이란?

인체는 항상 다양한 미생물, 세균, 바이러스 등에 노출되어 공격을 받고 있지만, 면역세포가 항상 방어를 해줘 항상성을 유지한다. 강력한 미생물에 공격을 받게 되면 염증과 발열을 일으켜서 우리에게 경보를 주기도 하고 감염 부위나 이상세포 분열로 인해 발생한 암세포들도 면역세포가 처리해준다.

그런데 몇몇 가지 원인에 의하여 내외부로부터의 침입을 감지하고 방어하는 일을 맡은 면역세포가 인체의 세포를 공격하는 자가면역상황이 발생하는데 이것을 자가면역질환이라고 한다. 이론적으로는 모든 장기와 조직에 있어서 자가면역이 발생하며 그 질환의 종류만도 100가지가 넘는다. 양의학적으로 정확한 원인은 밝혀지지 않았다. 다만, 유전적 요인과 환경적 요인의 결합으로 발병하는 것으로 추측할 뿐이다. 일반적으로 여성 발병률이 남성에 비해 높은 편이며 미국의 경우 전체 자가면역질환자의 75%는 여성이라고 하니 성별적 요소가 중요한 부분으로 보인다.

자각면역질환 발생 과정

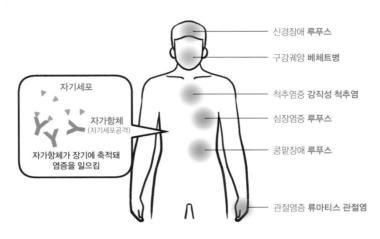

- 신경장애 **루푸스**
- 구강궤양 **베체트병**
- 척추염증 **강직성 척추염**
- 심장염증 **루푸스**
- 콩팥장애 **루푸스**
- 관절염증 **류마티스 관절염**

자기세포

자가항체
(자기세포공격)

자가항체가 장기에 축적돼
염증을 일으킴

자가면역질환

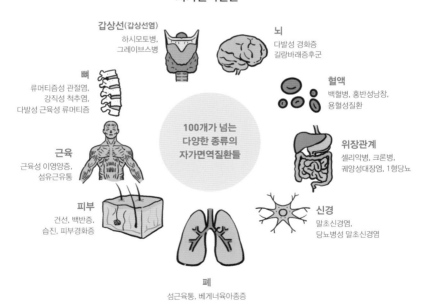

갑상선(갑상선염)
하시모토병,
그레이브스병

뇌
다발성 경화증
길랑바래증후군

뼈
류머티즘성 관절염,
강직성 척추염,
다발성 근육성 류머티즘

혈액
백혈병, 홍반성낭창,
용혈성질환

근육
근육성 이영양증,
섬유근유통

100개가 넘는
다양한 종류의
자가면역질환들

위장관계
셀리악병, 크론병,
궤양성대장염, 1형당뇨

피부
건선, 백반증,
습진, 피부경화증

신경
말초신경염,
당뇨병성 말초신경염

폐
섬근육통, 베게너육아종증

발병 위치에 따른 자가면역질환

발병 위치	자가면역질환
뇌	다발성 경화증, 길랑바레증후군, 자폐증
혈액	백혈병, 루푸스, 용혈성 이상지혈증
갑상선	갑상선염, 하시모토병, 그레이브스병
뼈	류머티즘성 관절염, 강직성 척추염, 다발성 근육성 류머티즘
위장관	셀리악병, 크론병, 궤양성대장염, 1형당뇨병
신경	말초신경병증, 당뇨병성 말초신경병증
피부	건선, 백반증, 습진, 피부경화증
폐	천식, 베게너육아종증
근육	근육성 이영양증, 섬유근육통

자가면역질환인지 알 수 있는 방법은?

자가면역질환의 소인이 있는 대부분의 사람은 다치지도 않고 무엇을 잘못 먹지도 않았는데 시름시름 앓는 증상을 경험하고 자가면역질환을 의심하게 된다. 다만 병원에서는 질환에 대한 보편적 기준에 부합하지 않으면 일부 증상이 있음에도 불구하고 자가면역질환자가 아닌 것으로 분류하는 경우가 있다. 그로 인해 환자는 또 다른 이유를 찾아서 "자가면역질환은 아니라는데, 여기저기 아파요"라며 한의원을 찾곤 한다. 경험상, 잠이 부족하지 않는데도 몸이 가장 가벼워야 하는 수면 직후 오전에 통증이 반복되고 몸이 뻣뻣하고 아프다가 시간이 지나면서 풀린다면 자가면역질환의 소인이 있다고 의심해볼 필요가 있다.

자가면역질환이 잘 생기는 사람은?

자가면역질환 중 루푸스의 경우 가족력 즉 유전적인 요인이 많이 좌우한다. 하지만 대부분의 자가면역질환은 생활 습관, 영양 상태, 주변 환경 등의 요인이 가장 크게 작용한다. 특히 약물복용, 호르몬 변화, 흡연 등도 요인임을 고려할 때, 가벼운 열에도 쉽게 항생제, 해열제를 처방하는 우리의 치료 풍토가 자가면역질환자를 폭증시키고 있는 게 아닌가 의심해볼 필요가 있다. 산업혁명 시대 이후 비약적인 생산량의 증가로 식량자원이 풍부해졌지만, 동시에 절대다수의 사람들이 많은 밀가루 음식과 유제품, 육류, 기름 등에 노출되었다. 그런 음식을 즐겨 먹는다면 내 몸에서도 자가면역질환이 시작되고 있는지 모른다.

양의학에서 보는 자가면역질환의 원인과 기전은?

'명확한 이유는 밝혀지지 않았다'라고 단정 지어 말할 수 있다. 질환이 있는 여성이 임신과 출산으로 호전되기도 하고 악화가 되기도 하기 때문인데 면역기능을 떨어뜨리는 면역억제제 치료를 하면 증상이 호전되기도 해서 자연스러운 노화를 기다려야 한다고 말하기도 한다. 하지만 모두가 알다시피 면역기능이 떨어지면 암 발병률이 증가하게 된다. 최근 장누수증후군을 필두로 한 장내 세균

총에 대한 연구가 거듭되면서 장내 건강이 자가면역의 중요한 키가 될 수 있다고 연구를 하고 있으나 이 또한 가능성일 뿐이다.

양의학 치료의 한계점은?

원인과 기전이 명확하지 않은 만큼 류머티즘 관절염처럼 급성으로 번지는 질환의 경우 스테로이드제와 면역억제제를 사용하여 눌러주는 치료를 하며 그 이외의 증상들에 대해서는 경과관찰을 하며 자연 호전을 기다린다. 아직 이렇다 할 만한 치료제가 개발되지 않은 상태이다.

대표적인 문제로 스테로이드제의 장기사용으로 인한 부작용인 외인성 쿠싱증후군이 있다. 고혈압, 무월경을 동반한 무기력증, 여성에게 수염이 나는 남성화 현상, 안면홍조, 문 페이스라고 불리는 보름달형 얼굴, 중심성비만, 자색선조(배에 살 트임), 팔다리 근육위축, 멍이 쉽게 드는 것을 쿠싱증후군의 증상으로 꼽는다.

한의학에서 보는 자가면역질환의 원인과 기전은?

한의학에서는 자가면역질환에서 말하는 면역의 과잉반응을 허열虛熱, 진한가열眞寒假熱이라고 설명한다. 80년대에 자주 썼던 기름보

일러는 기름이 바닥났는데 계속 스위치를 돌리면 과열돼서 터지는 경우가 있다. 마찬가지로 내 몸을 지켜주는 면역이라는 이름의 병사에게 무기도 식량도 주지 않고 잠도 안 재우고 싸우라 하면? 이런 상황은 면역의 결핍이 바닥을 치다 못해 면역 과잉반응을 만든다. 면역결핍으로 생기는 대표적 질환인 암과의 구분점은 결핍이 지속될 때 열이 발생하느냐, 차가워지느냐다. 면역기능이 없는 재료로 어떻게든 치료를 하려 하면 자가면역질환이 되고, 없으니 일을 안 해버리면 암이 된다고 생각하면 이해하기 쉽다.

한의학에서는 일반적으로 오장육부 중 특히 비장, 신장과의 연관성을 많이 찾곤 하지만 실제로 임상에서 치료를 해보면 가장 중요한 장기는 간과 담, 대장이다. 정확히는 현대적인(서구화된) 식습관을 갖고 밤낮없이 바쁜 현대인들에게 생긴 자가면역질환의 원인은 간, 담, 대장이다.

간은 모든 근육을 주관(간주근)한다. 혈액을 저장하며(간장혈) 소통과 배설을 주관하고(간주소설) 근심 걱정을 주관(간주모려)한다. 담은 해독작용을 하며(결독지관), 중정(항상성)을 지킨다(중정지관). 대장은 전하여 소통시킨다(전도지관). 별 100개를 줘도 부족한 이 장기들이 다양한 요인으로 인해 취약해지는 환경에 노출되는데, 없는 병사라도 끌어 모아 조금이라도 대응해보려고 싸우는 반응이 자가면역질환이다.

자가면역질환의 한의학적인 치료법은?

　자가면역질환의 치료에는 침, 뜸, 부항, 약침, 한약, 추나요법 등 모든 방법을 적용할 수 있다. 어떤 도구를 이용해서든 간, 담, 대장 순환이 되면 자연스레 자가면역질환의 소인이 있는 사람들 즉, 예비환자부터 질환자까지도 치료가 가능하다. 어느 것이 더 효용이 높다고 하기에는 한의사들의 주력 치료가 모두 다르기 때문에 본인을 치료하는 의료인의 치료관점이 자가면역질환의 근본에 얼마나 더 접근했느냐가 치료방법보다 더 우선돼야 하는 게 아닌가 싶다.

　치료 혈 자리로는 흉복부에서는 관원, 장문, 천추, 황수, 기문, 일월 등이 있고 요배부에서는 간수, 대장수, 담수, 격수, 명문 등이 있다. 약으로는 자금정, 십조탕, 대함흉탕, 대승기탕, 조위승기탕처럼 과거에 약물중독이나 고량진미를 많이 먹는 부자들의 병을 치료하기 위해 내린 처방들이 효용이 높다. 현대인들의 식습관과 약이 얼마나 해독이 필요한지를 알 수 있는 대목이다. 간이 중심인지 담이 중심인지 대장이 중심인지, 환자의 건강상태와 생활 습관에 따라 어느 처방을 써야 할지는 전문가의 진단과 취사선택이 필요하다.

　추나요법의 경우 단순히 근골격계만 잡아주는 통증 치료에 쓰이는 것으로 알고 있다. 하지만 혈 자리를 직접 자극하거나 틀어진 골격을 바로잡는 것으로 내부 장기들의 흐름이 원활해지면서 소화가 된다든가 충혈됐던 눈이 좋아진다든가 피부의 참을 수 없는 간지러움증이 좋아지는 일들이 비일비재하다.

자가면역질환의 한의학적인 치료는 해당 질환만 해결해주지 않는다. 손가락의 류머티즘 질환을 완화하기 위해 간, 담, 대장을 치료해서 영양의 공급을 늘리고 흐름을 좋아지게 하면, 손가락 관절뿐만 아니라 소화도 잘되고 변도 잘 보게 되고 허리도 펴지고 눈도 밝아진다. 개인적인 생활환경의 차이, 체질(인종)의 차이 등 다양한 전제조건들이 다르겠지만 정도의 차이지 간, 담, 대장의 흐름을 뚫어서 호전되지 않는 자가면역질환은 없다. 결국 간, 담, 대장을 치료하면 주제로 다루고 있는 자가면역질환뿐 아니라 모두가 염원하는 '만병'이 나을 수 있다. 진시황이 찾던 불로초가 현대를 사는 우리에게는 이것이라 감히 생각해본다.

자가면역질환이 있을 때 지켜야 할 생활 습관은?

광합성을 하는 식물과 다르게 사람은 동물이다. 손가락 하나를 움직이기 위해서도 눈 한 번 깜빡이기 위해서도 무조건 음식 섭취가 필수이다. 바르게 음식을 섭취하고 소화를 잘 시켜 영양을 제대로 흡수하고, 에너지가 전신을 잘 돌고 배설이 잘 되면 그것으로 예방과 치료의 큰 틀은 완성된다. 잘 먹고, 잘 자고, 잘 싸는 이 중요한 진리는 항상 우리 곁에 있었음에도 가볍게 생각했던 게 아닌가 싶다. 대충 입맛에 맞는 것만 먹고, 아이가 울고 칭얼거리면 단것으로 그 순간을 모면하고 변이 안 나오면 쉽게 변비약을 먹는 것까지.

편리한 만큼 잃는 게 있을 수밖에 없다. '철마가 달리게 되면서 멀리는 갈 수 있지만, 주변의 풍경을 감상할 여유는 잃게 됐다'는 옛사람들의 말처럼 편하게 챙겨 먹고 편하게 건강해지고, 편한 것만 추구하다 보면 분명 잃는 게 있다. 요사이 신혼살림 장만에 밥솥이 없는 집도 있다고 한다. 굳이 누가 밥을 집에서 해먹느냐는 것인데, 현대인들이 얼마나 편리함을 좇고 있는지, 그로 인해 잃고 있는 게 무엇인지를 생각해봐야 할 때다. 먹는 음식에 있어서는 더더욱 간편함을 피해야 한다. 바빠서 음식을 해먹을 시간이 없다고 하는데 잘 먹고 잘 살기 위해 일을 하는 것이지, 일하기 위해 밥을 제대로 못 먹는다는 것은 주객이 전도된 이야기임을 꼭 기억하자.

1. 밀가루 섭취 줄이기

70~80년대 혼분식장려운동으로 밀가루가 대량 공급되면서부터 대소장의 수분 재흡수 및 영양 흡수 기능이 방해받게 된다. 글루텐이 그 원인 물질로 꼽히는데, 글루텐프리 제품을 먹어도 똑같은 기능 저하가 생긴다. 이를 보면 맹장 하나를 떼어내도 사람은 사람이듯이 기본적인 밀가루의 냉한 성질은 사람의 소화기를 차게 만드는 재료임에 틀림없다.

2. 설탕 섭취 줄이기

밀가루 섭취의 폭증과 함께 설탕 섭취도 증가하였다. 설탕이 혈당 조절 능력을 망가뜨리며 당뇨의 주원인임은 널리 알려진 사실이다. 그로 인해 비정제 설탕, 스테비아, 꿀 등의 좋은 대체품을 사용하는데, 액상과당과 같은 몸을 망가뜨리는 설탕 대체품 또한 있으니 건강을 위해 먹고 마시는 음식들에 설탕과 액상과당이 들어가 있다면 주의해야 한다.

3. 커피 섭취 줄이기

일의 생산력 향상을 위해, 피로를 잊기 위해, 점심시간 후 식곤증을 이겨내기 위해 마시는 커피 한 잔. 필자 또한 참기 힘든 유혹이다. 사실 졸음이라는 것은 몸이 한계점에 다다라 잠시 휴식이 필요하다는 신호다. 유럽의 시에스타와 같은 제도적인 도움이 있다면 국민 전체 건강에 엄청난 도움이 될 것으로 보이나 그렇지 못한 환경에서는 가능하면 커피 섭취를 자제하고, 잠시 꾸벅꾸벅 졸며 침을 흘리는 것이 한계점에 다다른 몸을 잠시라도 쉬게 해주는 게 아닐까 싶다. 다만 꼭 마셔야겠다면 녹차, 홍차, 보이차 등의 잎 차 계열을 마시자. 역시 카페인 함량이 높다곤 하나 체내 잔류시간이 적고 몸을 차게 만드는 성질이 적으니 대체해볼 만하다.

4. 맥주 섭취 줄이기

치맥. 어린이부터 어른까지 모르는 사람이 없는 단어가 됐을 정도로 시원한 맥주 한잔은 하루의 스트레스를 날려주는데 더할 나위 없이 좋은 수단이다. 하지만 한편으로는 차가워진 소화기에 얼음을 채워 넣어 질환이라는 스트레스로 다시 나에게 돌아올 수 있다. 주

류는 종류에 따라 도수, 인체의 위해성 정도에 차이가 있다. 하지만 만든 재료 및 제조방식을 고려하였을 때, 그리고 그것을 섭취한 환자들을 치료해 보았을 때, 통계적으로 맥주 애호가들은 간, 담, 대장이 특히 안 좋고, 자가면역질환의 발병 또한 눈에 띄게 많다.

체질에 따라 자가면역질환 발생의 차이가 있나?

육식동물과 초식동물이 있을 때 육식동물이 채식을 하면? 초식동물이 육식을 하면? 답은 정해져 있다. 같은 사람이라도 유목민족처럼 고기, 기름, 우유, 치즈만 먹고 그에 적응을 한 사람들과 농경민족처럼 곡식, 야채, 생선 등에 적응을 한 사람들의 차이가 체질로 나타난다.

오늘날처럼 고기, 기름, 우유, 치즈가 득세하는 시기에 이 음식이 잘 맞는 사람들은 마음껏 먹고 건강해질 테니 자가면역질환이 발생할 일이 없을 것이다. 하지만 안타깝게도 대한민국은 유목민족보다는 농경민족에 가까운 사람들의 비율이 많은 편이라, 현대의 식습관이 자가면역질환뿐 아니라 암의 발병도 높인다고 보는 게 맞다. 여담이지만 이런 체질적인 차이 때문에 같은 다이어트를 해도 어떤 사람들은 고기만 먹고도 살이 쭉쭉 빠지지만, 어떤 사람들은 간 수치가 올라가고 몸이 붓고 도리어 살이 찌게 되는 것과 같은 맥락이라고 보면 된다.

마지막으로 불로초를 찾아 오늘도 몸에 좋다는 건강기능식품과 약을 한 움큼씩 먹는 여러분에게 하고 싶은 말이 있다면 불로초는 면역력이라는 이름으로 이미 우리 몸 안에 있다는 것이다. 이 불로초를 어떻게 사용하는지 안다면 많은 질환으로부터 자유로워지지 않을까.

남지영 **원장**

경희대학교 한의학과 졸업

경희대학교 한의과대학 박사 (전공 : 생리학)

《전립샘염과 골반통증의 새로운 치료법》 공동번역

《한의사들이 읽어주는 한의학》 공동집필

《한방에서 답을 찾다》 공동집필

전) BK 한의과학사업단 연구원

전) 대한한의사협회 국제이사

전) 대한한의사협회 남북민족의학협력위원장

현) 경희미르한의원 제주점 대표원장

현) 헬스앤메디슨뉴스 편집주간

현) 한의약융합정보센터 자문위원

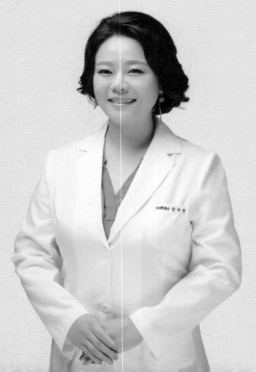

경희미르한의원 (경희미르애한의원)

주소 제주시 동화로 10
전화 064-722-7272
홈페이지 http://meerjj.com

온몸에 순환이 잘 안 되고 아파요

어혈

/

한의학에서 바라본 각종 질환의
주된 요인, 어혈. 빠른 치료가 답이다!

우리 몸을 순환해야 할 피가 돌지 않고 고여 있다?
한의학에서 말하는 '어혈'이 생긴 것이다.
물이 고이면 썩듯, 혈관을 타고
흘러야 할 피가 흐르지 않는다면
우리 몸 곳곳에 문제가 생길 수밖에 없다.
이는 곧 우리 몸에 생긴 어혈을
빨리 치료해야 한다는 말!
그렇다면 어혈은 왜 생기고,
어떻게 치료해야 할까?
아주 익숙한 단어지만 자세히 알 수 없었던
어혈에 대한 모든 것을 알아보자.

어혈瘀血은 무엇인가?

혈관 안에는 혈장, 적혈구, 백혈
구, 혈소판 등의 성분들이 흐르고 있
다. 이들은 적절한 점도를 유지하면
서 온몸을 순환한다. 어혈은 혈액이
체내에서 제대로 순환되지 않고 정

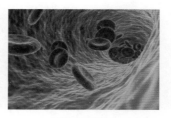

혈관과 혈액성분

체되어 생기는 병증을 일컫는 한의학 용어이다. 실제로 혈액의 점
도가 상승하는 현상을 뜻하기도 하지만, 점도와 관계없이 혈액 순
환이 잘 안 돼서 2차적으로 생기는 증상들을 일컫기도 한다.

어혈이 생기는 원인은?

어혈의 원인은 여러 가지가 있다. 타박상, 타상, 절상, 자동차 사
고 등 상해로 인해 어혈이 생기기도 하고, 출산 이후 자궁 내막이

탈락하고 회복되는 과정과 관계된 경우도
있다. 출산 이외에도 자궁의 기능 저하, 유
방 울혈 등의 부인과적 상태도 어혈 유발
의 원인이 된다. 기온 차이, 피로 등으로
인한 혈액 순환의 실질적 저하도 원인이
될 수 있다. 이러한 원인으로 인해 근육통,
신경통, 항강증, 관절통, 산욕열, 자궁이나
난소의 종양 등이 발생할 수 있으며 출혈
증상이 나타나는 경우도 흔하다. 멍이나
덩어리가 생기기도 한다.

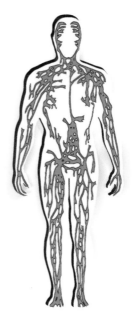

전신의 혈관분포

　혈관과 혈액은 전신에 분포해 있기 때
문에 어혈은 어느 한 부위의 문제라기보
다는 전신 문제를 나타내는 경우가 많다.
몸 안에 어혈이 있는 상태가 지속되면 혈액 순환에 문제가 생기면
서 각종 조직과 세포의 기능이 저하될 수 있다. 이로 인해 여러 가
지 질병이 유발될 수 있는 것이다. 따라서 어혈을 제거하거나 어혈
이 새로 생기지 않게 관리하는 것은 각종 질환 치료에 필수다.

대표적인 어혈 상태를 예로 든다면?

어혈성 질환 및 상태는 아주 많지만, 일상에서 가장 흔하게 볼 수 있는 것은 타박상과 염좌捻挫이다. 타박상은 어딘가에 맞거나 부딪혀 생긴 상처이고, 염좌는 갑작스러운 충격이나 운동으로 근막이나 인대가 상하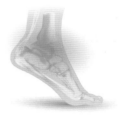

대표적 염좌: 발목을 삐끗함

거나, 타박상으로 피하 조직이나 장기가 상한 것을 말한다. 타박상과 염좌는 동반되는 경우도 많다. 예를 들어 집에서 책상 모서리에 허벅지를 세게 부딪쳐서 멍이 들었다면 대퇴 타박상, 걷다가 발을 잘못 디뎌서 삐끗한 것은 발목 염좌, 무거운 물건을 들다가 허리가 놀랐다면 요부 염좌라고 한다. 축구를 하다가 태클을 당해 넘어지면서 땅에 엉덩이를 세게 부딪친 뒤 허리가 아프고 무릎도 시큰거린다면 둔부 타박상, 요부 염좌, 슬부 염좌 등이 동반된 것이다.

염좌나 타박상은 어떻게 치료하나?

염좌나 타박상 발생 시 환부에 피하출혈, 부종, 통증, 발적 등이 생긴다. 경증이라면 간단하게 한방 물리 요법과 부항, 침 치료를 시행한다. 중등도 이상이라면 한약 치료나 약침 요법을 병행한다. 급성기에는 부종과 통증이 상당하기 때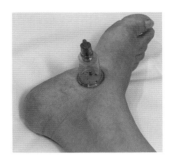
문에 아이스팩을 올려 진정시키고,
어느 정도 통증과 부종이 완화되고
나면 핫팩을 올려 혈액 순환이 잘되
도록 한다. 혈액 안의 치유성분들이
환부에 충분히 공급되고 노폐물과 염
증 분비물이 원활하게 제거되어야 하
기 때문이다.

습식 부항 치료

　염좌에는 침 치료는 물론이고 부항 치료가 상당히 의미가 있다.
올림픽에서 금메달을 21개나 획득한 미국 수영선수 마이클 펠프스
가 애용하는 치료라고 해서 더욱 유명해졌다. 펠프스처럼 몸 움직
임이 많은 운동선수나 육체노동자들의 근피로 개선에는 물론, 삐끗
한 염좌 환자나 부딪친 타박상 환자에게도 부항 치료가 도움이 된
다. 부항 치료도 여러 가지 종류가 있는데 그중에도 습식 부항이 초
기 치료에 자주 쓰인다. 환부를 알코올 솜으로 소독한 후 멸균된 란
셋으로 자락(침으로 피부를 찔러 피를 냄)한 뒤 컵 모양의 도구를 덮어
음압을 거는 방법이다. 통증 개선과 회복에 효과가 있어 급성기 혹은
만성기에 모두 쓰이며, 특히 급성기에 더욱 자주 쓰이는 치료법이다.
이 밖에도 경근중주파 요법, 경피적외선 요법 등 다양한 한의학적 물
리 치료도 타박상이나 염좌 치료에 이용되고 있다. 타박상이나 염좌
치료에 손상된 근육 회복은 물론 어혈 제거가 중요한 치료 원칙이 되
기 때문에 이 원칙에 따라 적절한 치료 방법을 시행할 수 있다.

자동차 사고로 인해 어혈이 생기기도 하는가?

그렇다. 자동차 사고로 인해 부상을 입으면 어혈이 생기게 된다. 최근 임상에서 교통사고 후유증 환자들을 자주 본다. 걷고 있거나 자전거를 타고 있을 때 차에 치인 경우, 자동차끼리 부딪친 경우(전방추돌, 측방추돌, 후방추돌 등), 실수나 부주의로 혼자 사고가 난 경우 등 아주 다양한 사고들이 일어난다. 교통사고가 나면 차량손괴도 발생하지만 사람도 다친다. 뼈가 부러지거나 장기가 파열되는 등의 심각한 부상이 아니라면 대수롭지 않게 생각할 수 있다. 그러나 이런 생각은 대단히 큰 오산이다.

교통사고 후에 근육통, 관절통, 추간판탈출장애(디스크) 등이 발생하는 경우도 아주 많다. 초기에 제대로 치료하지 않으면 만성질환으로 진행될 확률이 높으니 교통사고 후에 여러 가지 통증이 있다면 반드시 제대로 치료를 받아야 한다. 또 교통사고 이후에 근골격계의 통증 이외에도 두통, 어지러움, 불안, 불면, 수족냉증, 다한증, 소화불량, 변비 혹은 설사, 구역감, 숨이 차는 증상, 가슴 조임 등이 발생하는 경우도 상당하다. 물리적 충격과 심리적 타격에 의해서 교란된 자율신경계 증상으로 볼 수 있다. 이러한 정신적 신체적 증상들의

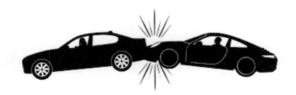

한의학적 원인도 다양하게 볼 수 있지만 가장 큰 것은 어혈이다.

어혈 때문에 혈액 및 림프액 순환이 저하되면 환부에 영양물질, 치유물질, 산소 등이 원활히 공급되지 않아서 회복력이 떨어지게 된다. 따라서 어혈을 서둘러 제거하는 것이 치료에 있어 아주 중요하다. 어혈이 잘 제거되면 근육과 피부의 긴장도 완화되면서 근육통, 관절통 등 근골격계 증상도 더욱 빨리 호전될 수 있다. 반대로 어혈을 제대로 치료하지 않으면 통증 및 기타 후유증이 오래갈 수 있다.

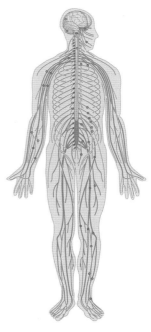

인체의 신경계

자동차 사고로 인한 어혈의 한의학적 치료는?

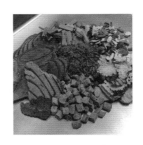

교통사고 후유증에
자주 쓰이는 어혈 약재

도구적인 방법을 이야기하자면 어혈 제거 약물(탕약, 엑스제제 등), 침, 뜸, 부항, 한방 물리 요법(온냉경락 요법, 경근중주파 요법, 경근간섭저주파 요법, 경피전기자극 요법 등), 약침, 추나요법 등 아주 다양하다. 환자별로 상황과 증상이 다르기 때문에 확언하기는 어렵지만, 대다수의 경우에 약물 치료와 추나요법이 가장 중심이 되는 치료라고 볼 수 있다.

자동차 사고로 인한
어혈에 쓰이는 한약은?

약물을 투여하게 되면 구강 및 소화기관에서 흡수된 성분이 혈관을 타고 전신으로 가서 작용한다. 교통사고 후유증으로 인한 통증은 대개 머리, 목, 어깨, 허리, 엉치, 팔꿈치, 손목, 무릎, 발목 중 어느 한 부위가 아닌 다발성 부위(여러 부위)에 발생하기 때문에 전신에 작용할 수 있는 약물 치료가 중요하다. 교통사고로 인해 생긴 자율신경 교란 증상 치료에도 역시 전신에 작용하는 약물 치료가 큰 의미를 지닌다.

교통사고로 인한 어혈 치료에 쓰이는 대표적인 약재는 홍화, 소목, 도인, 천궁, 계혈등, 우슬 등이 있다.

1. 홍화

홍화는 국화과에 속한 1년생 초본인 잇꽃의 꽃을 건조한 것이다. 혈관을 확장하면서 항응고, 항혈전 작용이 있기 때문에 어혈을 제거하고 혈액 순환을 돕는 대표적인 약재라 할 수 있다. 관상동맥의 저항력을 낮추고 혈중 콜레스테롤을 낮추는 작용이 있어 심장병이나 고지혈증이 있는 분들의 어혈 치료에도 자주 쓰인다. 자궁을 수축시키는 작용이 있기 때문에 임신부에게 사용은 매우 주의해야 하며, 출산한 뒤 어혈 치료에는 아주 좋다.

2. 소목

소목은 콩과에 속한 소목의 가지 중심부를 말려서 사용한다. 소염작용이 상당하여 염좌나 타박상의 염증성 상태에 종종 사용한다. 항암 세포 억제 작용, 백혈병 생존 기간 연장 효능 등이 있다고 밝혀진 연구도 있다. 한의학적으로는 행혈行血, 지혈止血, 구어혈驅瘀血, 진통鎭痛, 소종消腫의 효능이 있다고 표현한다.

3. 도인

도인은 장미과에 속한 복사의 씨를 건조한 것이다. 뇌혈관 확장, 말초혈관 확장 작용이 있으며 혈전 생성을 억제한다. 진통 소염 작용도 증명된 바 있다. 다만 도인 역시 자궁수축을 촉진하는 작용이 있기 때문에 임신부에게는 주의가 필요하다.

4. 천궁

천궁은 산형과 다년생 초본인 천궁의 뿌리줄기를 말린 것이다. 혈관을 이완시키면서 혈압을 내리는 작용이 있고 혈전 형성을 억제할 수 있다. 진통 효과는 물론 진정작용도 있고 수면시간을 증가시키므로 어혈성 근골격계 통증과 함께 자율신경 실조와 관련된 내과 증상이 있을 때 천궁을 자주 쓴다.

5. 계혈등

계혈등은 콩과 밀화두의 덩굴줄기이다. 혈액 순환을 촉진하고 소염 진통작용이 있어 팔다리가 아프거나 뻣뻣할 때 자주 쓰인다. 말초신경의 축삭과 슈반세포에 작용해서 재생을 유도하는 단백질들을 활성화하므로 신경을 회복시키고 싶을 때도 자주 사용된다.

6. 우슬

우슬은 비름과 다년생 초본인 쇠무릎의 뿌리이다. 겨울에 채취해서 햇볕에 말려 사용한다. 무릎이 시리거나 아플 때, 사지 움직임이 편하지 않을 때 많이 쓴다. 소염 진통 작용이 있으며 한의학적 표현으로는 활혈거어活血祛瘀, 보간신補肝腎, 강근골强筋骨 등의 작용이 있다고 표현한다.

자동차 사고로 인한 어혈을
치료하는 추나요법은 무엇인가?

추나요법은 한의사가 손을 비롯한 신체의 일부분 및 장비 등을 이용하여 비뚤어진 뼈와 관절 및 근육을 밀고 당겨 신경 압박이나 자극을 제거하는 방법이다. 통증을 완화하고 척추 및 기타 관절의 유착을 풀어주며, 주변의 경직된 인대와 근육을 풀어 균형을 맞춰주고 기능을 원활히 하는 한의학적 수기 요법이다. 추나요법으로 어긋난 뼈와 관절을 맞추어 정상 위치로 되돌려주면 뼈와 관절 및

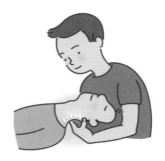

경추부 후두부 추나

주변 조직들이 제 기능을 회복하기 시작한다. 따라서 어혈로 인해 뻣뻣해진 근육이나 관절의 가동범위를 보다 효율적으로 개선할 수 있다. 교통사고로 인한 어혈은 물론이고 염좌나 타박상, 목 디스크, 허리 디스크, 근육 긴장성 두통 등에 두루 사용되는 치료법이다.

추나요법은 굳어진 척추분절의 운동성을 회복시키며 신경 눌림과 근육 긴장을 개선한다. 이에 따라 자연스럽게 통증이 경감되기도 하며 염증이 일어난 연조직을 바로 잡아 염증 물질 생산을 줄어들게 하므로 이를 통해 통증이 더욱 감소할 수 있다. 추나요법도 다양한 종류가 있는데, 가장 많이 쓰이는 것은 경근추나와 정골추나이다. 경근추나는 틀어진 관절 주위를 이루고 있는 연부조직(인대, 건, 근육 등)을 늘여주고 풀어주는 부드러운 치료법이다. 한의사의 손이나 팔을 이용하는 경우가 많으며, 무게 중심을 바꿔야 할 때는 몸통이나 허리, 다리 등을 보조적으로 쓸 수도 있다. 밴드나 막대기 등의 도구를 사용하는 경우도 있다.

경근추나는 환자는 몸을 이완시킨 채로 시술자인 한의사만 동작

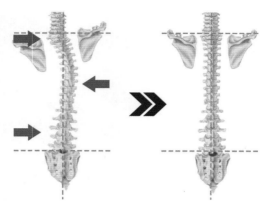

추나 치료의 목표 중 하나는 척추 정렬이다

을 하는 방법과 환자와 시술자가 함께 등척성 운동(근육이 수축하지만, 근육의 길이나 움직임에는 변함이 없는 운동)을 하는 방법이 있다. 이때 환자의 호흡과 움직임의 균형을 맞추는 것이 아주 중요한 포인트가 된다.

정골추나는 대중들에게 아주 잘 알려져 있다. 틀어진 뼈와 관절을 직접적으로 바로 잡아주기 때문에 '우두둑' 하는 염발음이 날 때가 많기 때문이다. 염발음이 나지 않는다고 해서 교정이 안 되는 것은 아니지만 아무래도 소리가 날 때 인상이 깊으므로 시술을 받거나 본 사람들의 경험담 속에 염발음이 많이 등장하게 된다. 정골추나도 경근추나와 마찬가지로 한의사의 신체 일부만 이용하는 방법과 추나 베드 등의 보조도구를 이용하는 방법이 있다. 환부 위치, 환자 상태, 나이 등에 따라 적절한 방법을 선택하여 추나 치료를 진행하게 된다.

중풍中風도 어혈 상태로 볼 수 있는가?

어혈로 인해 중풍이 오기도 하
고, 중풍 때문에 어혈이 생기기도
한다. 중풍은 좁은 의미에서 뇌졸
중이라고도 한다. 뇌졸중은 크게
뇌경색과 뇌출혈로 나눠 볼 수 있
다. 뇌혈관이 막혀서 혈액이 산소

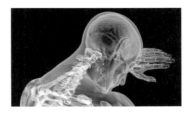

중풍, 뇌졸중과 어혈

와 포도당을 제대로 공급하지 못하고 노폐물 제거를 못하여 뇌 조
직에 손상이 온 상태가 뇌경색이고, 뇌혈관이 좁아지거나 약해져서
터져 흘러나온 혈액이 뇌 조직에 고이며 손상을 유발하는 상태가
뇌출혈이다. 쉽게 요약하자면 뇌경색은 뇌혈관이 막히는 것, 뇌출
혈은 뇌혈관이 터지는 것이다. 어혈이 혈관을 막아 뇌경색이 되는
것이고, 뇌출혈로 인해 혈액이 고인 것도 어혈이다. 따라서 중풍과
어혈은 밀접한 인과관계가 있다고 볼 수 있다.

중풍이 왔을 때 어혈 치료는 어떻게 하나?

원인을 제거하고 악화요인을 개선해야 한다. 일단 응급상황에서
는 응급실의 도움을 받아야 한다. 발병 후 3시간 이내에 응급처치를
받지 못하면 후유 장애가 남거나 심하면 죽음에 이를 수 있다. 한의

치료는 중풍이 만성으로 접어들었거나 재활이 필요할 때 많이 쓰인다고 알려져 있지만 사실은 급성기에도 무척 도움이 된다. 이러한 사항들은 세포 단위 연구나 동물 실험으로도 잘 밝혀져 있고 임상 연구 논문도 다양하게 나와 있다. 그중 상당한 규모의 연구를 소개하자면 다음과 같다. 싱가포르 국립대학교와 홍콩, 프랑스에서 공동으로 한 다기관, 이중맹검, 위약대조 연구이다. 뇌졸중이 발생한 지 3일 이내인 1,099명의 환자에게 한약을 투여하거나 플라시보약(위약)을 주었다. 한약은 황기, 단삼, 작약, 천궁, 당귀, 도인, 홍화, 원지, 석창포, 영양각, 전갈, 수질, 자충, 우황으로 구성하였다. 대

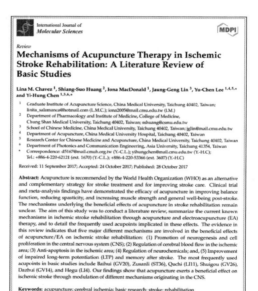

논문 〈뇌졸중 초기 환자에 한약 투여〉

부분 어혈을 치료하는 한약재들이다. 이 한약을 투여한 환자군에서 초기 혈관 문제 발생률은 위약 투여군보다 2배 가까이 적었다. 중풍 초기 치료 한약과 어혈 제거 한약이 뇌졸중 초기 치료에 매우 유의미하다고 볼 수 있는 연구 결과 중 하나이다.

또 다른 연구에 의하면 이 약은 중풍 이후 재활 치료에도 도움이 되며 신경 회복을 지속적으로 도와준다. 항염증 효과를 지닌 약들이 혈액과 신경의 염증 상태를 호전시켜 뇌 손상을 최소화하고 기능회복에 도움이 되는 것이 아닐까 추측해 본다. 이러한 가설들은 끊임없이 연구되고 있다. 우리나라 사람들은 중풍 치료와 한의학의 밀접함을 잘 알고 있지만, 세계적으로도 연구가 이루어지고 있다는 것을 아는 사람은 많지 않다. 사실 꽤 오래전부터 미국, 유럽, 중국, 일

Effects of MLC601 on Early Vascular Events in Patients After Stroke
The CHIMES Study

Christopher L.H. Chen, FRCP; Narayanaswamy Venketasubramanian, FRCP;
Chun Fan Lee, PhD; K.S. Lawrence Wong, MD; Marie-Germaine Bousser, MD;
for The CHIMES Study Investigators

Background and Purpose—Early vascular events are an important cause of morbidity and mortality in the first 3 months after a stroke. We aimed to investigate the effects of MLC601 on the occurrence of early vascular events within 3 months of stroke onset.

Methods—Post hoc analysis was performed on data from subjects included in the CHInese Medicine Neuroaid Efficacy on Stroke recovery (CHIMES) study, a randomized, placebo-controlled, double-blinded trial that compared MLC601 with placebo in 1099 subjects with ischemic stroke of intermediate severity in the preceding 72 hours. Early vascular events were defined as a composite of recurrent stroke, acute coronary syndrome, and vascular death occurring within 3 months of stroke onset.

Results—The frequency of early vascular events during the 3-month follow-up was significantly less in the MLC601 group than in the placebo group (16 [2.9%] versus 31 events [5.6%]; risk difference=−2.7%; 95% confidence interval, −5.1% to −0.4%; P=0.025) without an increase in nonvascular deaths. Kaplan–Meier survival analysis showed a difference in the risk of vascular outcomes between the 2 groups as early as the first month after stroke (Log-rank P=0.024; hazard ratio, 0.51; 95% confidence interval, 0.28–0.93).

Conclusions—Treatment with MLC601 was associated with reduced early vascular events among subjects in the CHIMES study. The mechanisms for this effect require further study.

Clinical Trial Registration—URL: http://www.clinicaltrials.gov. Unique identifier: NCT00554723.

(*Stroke.* 2013;44:3580-3583.)

Key Words: clinical trial ■ Neuroaid ■ secondary prevention ■ stroke ■ vascular diseases

논문 〈뇌졸중 후 재활 치료에의 한약 투여〉

본 등 전 세계에서 단미(한 가
지 약재)에 대한 항염작용, 항
산화작용, 신경회복작용, 혈
관재생능력에 대한 연구들
은 물론, 복합처방(여러 약재로
구성된 한약)에 대한 검증들이
활발하게 이루어지고 있다.

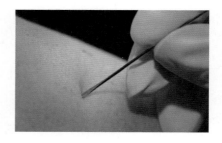

도침 요법의 시행

　그리고 뇌졸중 치료 및 후유증 관리에 한약은 물론 침 치료도 도
움이 된다. 침 치료는 뇌졸중 환자의 손상된 중추신경계를 회복시
키고 세포가 활성화되는 것을 촉진하며, 막혀 있는 부분에 뇌 혈류
가 잘 순환될 수 있도록 하고 기억력도 좋아지게 한다. 뇌졸중을 경
험한 뒤 대부분 후유 장애가 남기 마련인데 운동 능력장애, 감각장
애, 불면증 등의 개선에 침 치료를 시행할 경우 회복률에 상당한 차
이가 난다.

　후유증이 상당한 상태이거나 오래된 경우라면 도침 요법(침
도 요법)을 시행하기도 한다. 도침치료에 사용되는 특수침은 침
첨(침끝)을 확대해 보면 일자 드라이버같이 납작하게 되어 있
다. 일반적인 침보다 두께도 상당히 두툼하다. 어혈 때문에 뭉
쳐 있는 근육이나 유착된 근막부를 물리적으로 강력하게 해결
할 수 있는 도구 중 하나이다. 뇌졸중 환자들의 목·어깨 근육이
나 머리 쪽 근육이 심하게 굳어져 있어서 혈류공급에 방해가 되
거나 동작 제한이 있는 경우에 시도해 보는 치료법 중 하나이

Cerebrovascular Diseases

Original Paper

Cerebrovasc Dis 2018;46:82–88
DOI: 10.1159/000492625

Received: March 22, 2018
Accepted: August 1, 2018
Published online: September 5, 2018

Effect of Combined Treatment with MLC601 (NeuroAiD™) and Rehabilitation on Post-Stroke Recovery: The CHIMES and CHIMES-E Studies

Nijasri C. Suwanwela[a]   Christopher L.H. Chen[b]   Chun Fan Lee[c]
Sherry H. Young[d]   San San Tay[d]   Thirugnanam Umapathi[e]   Annabelle Y. Lao[f]
Herminigildo H. Gan[g]   Alejandro C. Baroque II[h]   Jose C. Navarro[i]   Hui Meng Chang[j]
Joel M. Advincula[k]   Sombat Muengtaweepongsa[l]   Bernard P.L. Chan[m]
Carlos L. Chua[n]   Nirmala Wijekoon[o]   H. Asita de Silva[p]   John Harold B. Hiyadan[q]
Ka Sing Lawrence Wong[r]   Niphon Poungvarin[s]   Gaik Bee Eow[t]
Narayanaswamy Venketasubramanian[u]   CHIMES-E Study Investigators

[a]Chulalongkorn University, Chulalongkorn Stroke Centre, King Chulalongkorn Memorial Hospital, Bangkok, Thailand;
[b]Memory Aging and Cognition Centre, Department of Pharmacology, National University of Singapore, Singapore,
Singapore; [c]School of Public Health, The University of Hong Kong, Pokfulam, Hong Kong; [d]Changi General Hospital,
Singapore, Singapore; [e]National Neuroscience Institute, Tan Tock Seng Hospital Campus, Singapore, Singapore; [f]Southern
Philippines Medical Center, Davao, Philippines; [g]Jose Reyes Memorial Medical Center, San Lazaro Compound, Manila,
Philippines; [h]University of Santo Tomas Hospita, Manila, Philippines; [i]Jose R Reyes Medical Center, Neuroscience Institute
St Luke's Medical Center, University of Santo Tomas Hospital, Manila, Philippines; [j]National Neuroscience Institute,
Singapore General Hospital Campus, Singapore, Singapore; [k]West Visayas State University Medical Center, Iloilo,
Philippines; [l]Thammasat University, Pathum Thani, Thailand; [m]National University Hospital, National University Health
System, Singapore, Singapore; [n]Philippine General Hospital, University of the Philippines, Manila, Philippines; [o]University of
Kelaniya, Annasihena Road, Ragama, Sri Lanka; [p]Clinical Trials Unit, Faculty of Medicine, University of Kelaniya, Annasihena
Road, Ragama, Sri Lanka; [q]Baguio General Hospital and Medical Centre, Baguio, Philippines; [r]Chinese University of Hong
Kong, Prince of Wales Hospital, Shatin, Hong Kong; [s]Siriraj Hospital, Bangkoknoi, Bangkok, Thailand; [t]Penang Hospital,
Jalan Residensi, George Town, Malaysia; [u]Raffles Neuroscience Centre, Raffles Hospital, Singapore, Singapore

논문 〈허혈성 뇌졸중의 침 치료 메커니즘〉

다. 꼭 뇌졸중 환자가 아니더라도 어혈이 심하거나 오래되어 근육
과 관절이 많이 굳어져 있는 환자들 치료에도 종종 쓰이곤 한다.

어혈이 생기지 않게 관리한다면
중풍도 예방할 수 있을까?

중요한 부분이다. 병은 치료도 중요하지만, 예방이 더 중요하다.
앞서 설명한 것처럼 어혈은 중풍의 원인이 될 수 있기 때문에 어혈
이 생기지 않게 생활 관리를 하면 중풍 예방에 도움이 된다. 특히
고혈압이나 당뇨, 고지혈증, 심장질환 등이 있는 사람들은 뇌졸중

발생률이 높아지므로 혈관 관리, 혈액 관리에 각별히 신경 써야 한다. 이렇게 말하면 나이 드신 분들 이야기로 생각하는 사람들도 있는데 절대 그렇지 않다. 최근 들어 극심한 스트레스에 내몰리게 되는 환경이 늘어나고 있고, 여러 가지 생활 습관의 변화 때문인지 30~40대 뇌졸중 환자도 많이 늘어났다. 젊은 나이라고 건강에 대한 과신은 금물이다. 어혈이 생기지 않게 주의하자. 흡연이나 과도한 음주는 혈액을 탁하게 하기 때문에 술, 담배는 끊는 것이 좋다. 특히 흡연하는 사람은 비흡연자에 비해 뇌졸중 발생률이 2배가량 높아지기 때문에 담배는 반드시 끊기를 권한다. 특히 고혈압, 당뇨, 고지혈증, 심장질환 등이 있는 사람들은 금연이 필수다. 중풍을 예방하고 싶다면 중풍을 발생시킬 수 있는 요인들을 피해야 하는데, 이미 중풍 발생률을 높이는 기저질환을 가지고 있는 상태에서 흡연까지 한다면 정말이지 위험한 상황으로 본인의 몸을 몰고 가는 것이다. 깨끗한 혈액과 튼튼한 혈관을 위해 식이 요법과 운동도 중요하다. 혈액 성분은 우리가 섭취하는 음식이 분해돼서 만들어진다. 천연식품 위주로 담백하게 먹기를 권한다. 나트륨과 트랜스지방은 최대한 피하자. 트랜스지방은 건강에 백해무익하다. 가공식품이나 인스턴트식품, 과자나 빵, 케이크 등에 트랜스지방이 많이 들어 있다. 그래서 천연식품 위주로 먹자고 하는 것이다. 나트륨을 어느 정도 섭취하는 것은 신체 대사를 위해 반드시 필요하다. 그러나 우리가 평소 자주 접하는 식단들에는 이미 나트륨이 상당히 함유돼 있고, 식재료 자체에 나트륨이 들어 있기 마련이므로 나트륨을 피한다고 하더라도 나트륨 섭취량은 권장량에 가깝거나 조금 넘게 될 수 있다. 따라서 짠 음식이나 국물, 찌개 등을 의식적으로 줄이는 것을 권하고 싶다. 평소 목·어깨 결림이나 두통이 있거나 기타 건강상 불편함이 있다면 가까운 한의 의료기관에 주기적으로 방문해서 건강관리를 받고 식이 요법도 조언을 구하기 바란다.

아이를 낳은 다음에도 어혈 제거가 필요한가?

그렇다. 출산 직후는 대표적인 어혈 상태 중 하나이다. 출산 직후 어혈이라고 하면 흔히 오로惡露가 떠오르는데 이는 좁은 의미에서의 어혈이다. 출산 직후에는 자궁 전반적인 상태와 온몸 관절, 근육 상태 및 기타 순환 상태 모두 어혈성 상황에 빠져있다고 볼 수 있다. 임신 중에는 신체 변화가 많이 일어난다. 아이가 자라면서 자궁의 크기도 수백 배까지 늘어나며, 임신 중 릴렉신 호르몬 분비 때문에 온몸의 관절이 느슨해져 있는 상태이다. 체중은 보통 12~14kg 늘어나게 되는데 그 중 절반가량인 6kg이 체액이다. 아기에게 영양소와 산소를 잘 전달하고 건강하게 자랄 수 있는 환경을 조성하기 위해 체액증가가 필요하지만, 체액이 많이 증가하면서 엄마의 혈액 순환 상태가 떨어지게 된다. 출산을 하면 아이도 몸 밖으로 나가고 태반도 배출이 되지만 이렇게 늘어났던 체액이 감소하는 데는 시간이 꽤 걸린다. 빠른 시일 내에 체액 상태가 회복되지 않으면 노폐물

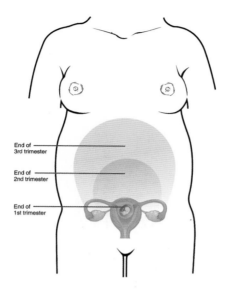

임신 중 자궁 크기의 증가

이 저류된 것과 마찬가지인 상태가 된다. 그러면 릴렉신으로 인해 느슨해져 있던 관절의 회복도 늦어진다. 관절이 다시 강하게 결합된 상태로 돌아가야 하는데 그렇지 못하면 만성 통증의 원인이 된다. 이것을 우리가 산후풍産後風이라고 부른다. 산후풍 예방을 위해 출산 직후부터 한약을 복용해서 신체 회복을 빠르게 하는 것을 추천한다.

출산 후 어혈 제거에 호박이 도움 될까?

동의보감에 호박이 부종 제거 에 좋다고 소개되어 있다. 그 때 문인지 아이를 낳고 나서 호박 南瓜을 달여 먹는 경우가 자주 있 는데 동의보감에서 부종과 노폐 물 제거에 좋다고 소개한 호박은 우리가 알고 있는 식재료 호박이

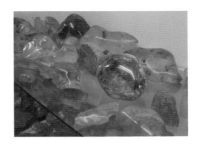

광물질 호박

아닌 광물질 호박琥珀이다. 보통 현대에 와서는 광물질 호박을 약재 로 쓰지는 않고 보석으로 사용하고 있다. 그러나 식물 호박도 어느 정도 부종 제거에 도움이 된다. 수분이 풍부하고 칼륨이 들어 있어 이뇨작용을 하기 때문이다. 하지만 문헌적 근거는 크게 없음을 유 의하기 바란다.

출산 후 어혈 제거에 도움 되는 한약은?

산후풍 예방과 치료에는 관절보강을 위해서라도 어혈제거가 필 수적일 수밖에 없다. 빠른 회복을 위하여 출산 직후부터 한약을 복 용하면 좋다. 개개인별로 다른 약이 처방되지만 커다란 치료 원칙 은 동일하다. 보통은 2단계로 치료가 이루어진다. 첫 번째로는 자

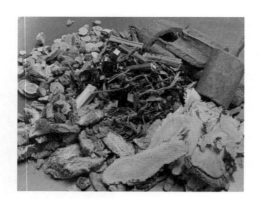

출산 후 조리 약에 자주 쓰이는 약재들

궁 수축을 도와 오로를 더 원활하게 제거하며 자궁 크기를 빨리 돌아오게 한다. 이 과정이 어느 정도 진행되고 나면 두 번째로는 본격적으로 체력을 회복시키면서 관절과 근육을 단단하게 하는 약을 쓴다. 출산 후 조리 약에는 당귀, 천궁, 사삼, 익모초, 육계 등을 자주 쓴다. 그러나 이 약재들만 사용하는 것은 아니고 분만 형태, 분만할 때의 임신주수, 평소 질환 여부, 분만 후 여러 가지 컨디션 등에 따라서 다양한 약재 구성으로 치료를 한다. 모유를 통해 약 성분이 전달될 수 있는 만큼 모유 수유 여부나 아기의 몸 상태 역시 고려를 한다. 가능하다면 엄마 몸이 회복됨과 동시에 아이에게도 도움이 되는 물질이 잘 전달될 수 있도록 처방을 하는 편이다. 겨울에는 바깥바람 자체가 차고 여름이라면 에어컨을 사용하는 곳이 많으니 관절이 벌어져 있는 산모는 외출을 자제하는 것이 바람직하다. 따라서 출산 전에 미리 몸 상태에 대해서 진찰을 받아 놓는 것이 좋다. 본인의 몸 상태에 대해 잘 알고 있는 한의사에게 처방받아야 하기 때문이다. 이러한 이유로 산후 3주 정도는 꼭 필요한 경우가 아니면 침 치료는 권하지 않는다. 침을 맞으러 나왔다가 찬바람을 맞아 근육이 굳어지면 좋지 않기 때문이다. 출산 후 최소 3주는 온도, 습도가 쾌적하고 안정적으로 유지되는 공간에서 조리를 해야 하기 때문에 더더욱 한약 치료가 필요하다고 강조하고 싶다. 임신 중 10달 동안 신체적, 정신적 변화가 지속적으로 있어 온 만큼 출산 후 회복이 정말 중요하다. 출산 후 어떻게 조리를 했느냐에 따라 장년기, 노년기 건강이 좌우된다고 해도 부족하지 않다. 빠르고 적절한 치료를 통해 건강을 회복하기 바란다.

지은혜 원장

동국대학교 한의과대학 졸업

경북대학교 의과대학 대학원 Medical Informatics 석사과정 수료

여성건강서적《생명의 꽃을 피워내다》집필

매일경제TV《한방이 답이다》공동집필

대한한방부인과학회 정회원

동의보감학회 정회원

SBS「좋은아침」전문패널 출연

KBS「여유만만」전문패널 출연

MBC「기분좋은날」전문패널 출연

MBN「천기누설」「엄지의제왕」「생생정보마당」외 다수 전문패널 출연

전) 길벗한의원 원장

전) 대경대학 병원의료행정과 외래교수

전) 영남이공대학 보건과학계열 겸임교수

현) 강남 인애한의원 대표원장

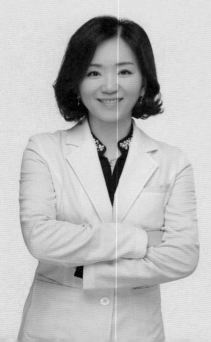

강남 인애한의원

주 소 서울시 서초구 서초대로 332 신승빌딩 8층 인애한의원
전 화 02-593-1071
홈페이지 www.omdi.co.kr/home/network/gangnam.jsp

우리 몸을 지키는 36.5℃의 비밀

냉적과 열울

/

사람의 평균 체온 36.5℃.
만약 이 온도를 유지하지 못한다면
우리 몸에 이상이 생겼음을 의심해야 한다!

사람들이 느끼는 추위와 더위는 상대적이다.
하지만 유독 추위와 더위에
민감하게 반응하는 사람을 볼 수 있다.
이들은 몸의 온도조절장치가 제대로 작동하지 않아
냉증 혹은 열증이 생긴 것!
오작동의 원인은 '자율신경 실조증'에 있다.
한의학에서는 자율신경 실조증 치료의 해답을
'혈액 순환'에 두고 치료를 한다.
이상 체온 증세를 바로 잡을 치료법은 무엇일까?
여기서 그 해답을 찾아보자.

냉증과 열증이란 무엇인가?

냉증과 열증은 혈액 전달 속도가 너무 느리거나 빠른 것이다.

"저는 몸이 너무 차서 여름에도 양말을 신어요."

"저는 몸이 너무 뜨거워서 아내가 난방을 하면 못 견디겠어요."

한의원에서는 이렇게 몸의 감각적인 온도 이상 상태를 호소하는 분들을 종종 만날 수 있다. 보통 우리는 사람의 적정 온도가 36.5도 라고 배운다. 그러나 체온과 상관없이 심하게 추위를 타거나 심하 게 더위를 타는 사람이 있다. 또 실제로 체열검사를 해보면 몸 전체 에서도 부위별로 온도 차이가 많이 나는 것을 알 수 있고, 사람마다 체온도 상이하다는 것을 확인할 수 있다. 왜 어떤 사람은 늘 몸이 차고 어떤 사람은 늘 몸이 뜨거울까?

중, 고등학교 과학 시간에 배운 것처럼 사람은 36.5도의 체온을 항상 유지해야 하는 항온동물이다. 우리 몸의 체온은 자율신경계 에서 조절되고, 감각신경이 이러한 체온을 지속해서 감지하며, 주 관적인 느낌이 들도록 해준다. 인간이 36.5도의 정상체온을 지속적으로 유지하기 위해서는 큰 노력이 필요하다. 체온을 유지하고, 세포를 재생하고, 몸을 움직이고, 생각하고, 보고, 듣고, 말하고, 냄새 맡고, 느끼는 모든 것에는 에너지가 필요하기 때문이다. 체온을 유지하고 생명을 연장하기 위해, 인간은 생이 다할 때까지 끊임없이 에너지를 생산한다.

우리 몸 전체에서는 아주 작은 세포 단위의 미토콘드리아에서부터 끊임없는 에너지 생산이 이루어진다. 그중에서도 특히 에너지 생산은 주로 근육과 간이 담당하고 있는데, 이곳에서 생산된 에너지는 보일러에서 덥혀진 뜨거운 물이 파이프를 타고 집안을 따뜻하게 하는 것처럼 혈관을 타고 온몸으로 퍼지게 된다. 혈관은 마치 우리나라 전역에 뻗어있는 고속도로와 국도, 골목골목마다 이어지는 작은 길을 모두 포함한다고 생각하면 된다. 경기도의 작은 공장에서 만들어진 물건 하나가 저 멀리 땅끝마을까지 도달할 수 있는 이유는 구석구석 뻗어있는 도로 덕분이라고 할 수 있다. 우리 몸의 도로인 혈관의 상태가 좋지 않아 혈액이 충분히 잘 돌지 못하면 해당하는 부위의 온도 또한 내려가게 된다. 쉽게 말해서 혈액이 많이 흐르는 곳은 열이 나고 혈액이 적게 흐르는 곳은 차가워진다.

평소 몸에 열이 많은 사람은 에너지 생산량이 많다는 것을 의미한다. 많은 에너지가 혈액을 타고 전신을 돌고 있으므로 몸이 더워지고 추위를 모르게 된다. 얼굴은 붉은빛이 많이 돌고 손발은 따뜻하며 땀도 많이 흘린다. 반대로 몸이 찬 사람은 에너지 생산량이 적은 것이다. 몸을 지탱하는 에너지의 양이 적으면 혈액은 느리게 이

동하고 체온은 약간 떨어진다. 따라서 얼굴은 창백한 빛을 띠고 손발은 차며 추위를 유난히 탄다. 약한 선풍기 바람조차 싫어하는 사람이 되는 것이다.

냉적冷積이란 무엇인가?

냉적이란 냉증이 쌓여 심해진 상태이다. 몸에서 국소부위가 차가워지고, 추위에 대한 반응이 민감해진 상태를 냉증이라고 하며, 이 냉증이 심해져 전신에 누적되어 증상이 지속적으로 발현되는 것을 냉적이라고 한다. 전신성으로 추위를 많이 타거나, 오한을 느끼는 증상도 포함하는 것이다. 예를 들어 '손발이 차다, 무릎이 시리다, 등이 시리다, 온몸에 바람이 들어오는 것 같다' 등 환자에 따라 환부

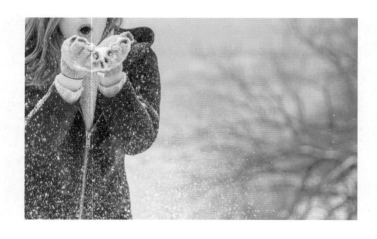

가 다양하며, 증상을 호소하는 양상도 사람에 따라 다르다. 또 몸으로 느끼는 냉증의 정도와 실제 몸의 체온이 다를 수 있기 때문에 개인이 느끼는 정도에 따라 다소 주관적일 수 있다.

냉적의 원인은 무엇인가?

냉적의 원인은 상풍傷風 · 상한傷寒, 혈허血虛, 기혈허氣血虛, 한중寒中, 어혈성, 교감신경항진이다.

1. 상풍·상한

냉증의 원인이 외부적인 요인에 있는 것이다. 추운 곳(야외 산속, 냉방시설기관 등)에 오래 노출되어 있거나 냉방시설이 온종일 가동되는 곳에서 일하는 등 외부적인 요인으로 인해 몸에서 온도 조절 능력을 상실하여 나타나는 증상으로 설명할 수 있는데, 냉방병이라는 용어로 표현되기도 한다.

2. 혈허

국소부위로 혈액 순환이 잘되지 않아서, 열이 원활하게 전달되지 않아서 생긴 냉증이다. 일반적으로 남성보다 골격이 작고 근육량이 적은 여성에게 많이 나타나는데, 혈액검사 시 빈혈이 나오는 것과도 관련이 있다. 혈액이 잘 흐르는 곳, 혈액이 모여 있는 곳에는 항상 열이 난다. 하지만 혈액이 잘 흐르지 않거나 교체가 되지 않는 곳은 상대적으로 차다. 그리고 혈액이 흐르다 멈춘 곳에는 부종이 발생한다. 한의학의 치료는 이 혈액의 성쇠를 조절하는 데에 달려 있다고 해도 과언이 아니다. 혈액이 피부에 과다하면 몸은 땀을 바깥으로 배출하고, 심장의 박출량을 조절하여 혈액의 속도를 조절하기도 하며, 혈액이 과다한 원인을 찾아 압력을 조절하기 위해 소변을 내보내고(이뇨), 대변을 내고(사하 : 설사시킴) 혹은 담즙의 배출을 조절하기도 한다.

3. 기혈허 (허약증)

출산이나 유산을 했을 때와 같이 체력이 떨어졌을 때 몸의 체온이 저하되고 추위를 심하게 느끼게 되는 것이다. 보통 몸에서 온도를 조절하는 능력이 떨어지고, 외부 기온에 맞춰 체온을 끌어올리거나 면역력을 끌어올릴 능력이 떨어져서 냉증에 걸리게 되는 경우이다. 이런 경우에는 근육이나 관절도 약해진 상태가 많고 증상이 오래 지속되는 경향이 있다. 여성들의 경우, 갱년기로 인해 호르몬 변화를 겪을 때도 추위에 민감해지고, 냉증에 걸리게 되는 경우가 많은데, 이 역시 허약이 원인이라고 할 수 있다.

4. 한중

한중이라는 것은 선천적으로 몸 전체의 기초대사량이 낮고 수액대사가 원활하지 않은 사람을 말한다. 즉 '항상 냉기가 몸의 중심에 있는 상태'라고 표현할 수 있으며, 원래 몸의 중심이 차갑기 때문에 외부의 차가운 곳에 노출되거나 찬 음식을 먹거나 하면 체온이 현저하게 떨어지면서 다른 사람에 비해 더 민감한 반응이 나타날 수 있다. 어떤 사람은 차가운 물이나 아이스크림을 먹는다고 해서 바로 설사하지 않지만, 이런 사람들은 차가운 음식을 먹거나 찬 기운에 노출되면 몸에서 바로 설사를 하거나 소화가 안 될 수 있고, 감기에 걸리거나 콧물이 나면서 일시적으로 전신 수액 대사가 안 되는 경향이 있을 수 있다.

선천적으로 타고난 영향이 있는 경우가 많으며, 비위 기능이 약하여 한방 변증으로 중초양허·신양허 경향이 있는 사람들에게서 주로 많이 나타난다. 이런 사람들은 특별한 병이 없더라도 지속적인 한의학 치료를 통해서 비위 기능을 좋게 하고 비위장의 온도를 올리는 치료를 받아 냉적을 해결해야 한다.

5. 어혈성

어혈성 냉적은 주로 여성 위주로 나타나며, 자궁질환이나 생리불순 증상 위주로 나타나는 경향이 있다. 혈액 순환이 잘 안 되면서 생리혈에 덩어리가 많이 보인다든지, 혀의 색이 일부 보랏빛이거나 변이 검은 등의 어혈 증상이 일부 나타나며 손발과 함께 아랫배가 찬 경향이 있다.

6. 교감신경 항진

교감신경 항진형의 냉적은 자율신경 실조증의 대표적인 증상이라고 할 수 있다. 손발이 찬데 땀이 많이 난다는 증상을 호소하거나, 아랫배는 찬데 얼굴과 가슴에는 열이 오르는 등의 증상을 호소하는 경우가 많다. 즉 전신의 온도 감각이 동일하지 않고, 특정 국소부위는 심하게 차고, 또 다른 특정 국소부위는 열이 나고 뜨겁다는 표현을 많이 한다. 더불어 냉증과 함께 두통, 불면, 어깨 결림, 생리 불순 등의 증상을 함께 호소하는 경우가 많다.

열울熱鬱 이란 무엇인가?

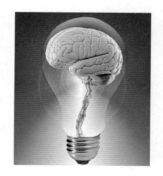

열울이란 몸의 특정 부분에 열이 쏠려 있는 것이다. 울체鬱滯란 기운이 막혀서 소통하지 못하는 것을 의미한다. 우리 몸의 기운은 전신을 순환하고 잘 돌아야 하는데, 한쪽에만 특정 기운이 몰려 있으면 상대적으로 다른 쪽도 같이 울체되고 막히기 쉽다.

열울의 원인은 무엇인가?

열울의 원인은 결흉結胸, 담적痰積, 위가실胃家實이다.

1. 결흉

흔히들 화병이라고도 하며, 가슴이 꽉 막힌 증상을 말한다. 가슴이 답답하고 살짝만 가슴을 건드려도 불편하다고 하는 분들이 있다. 또 어떤 분들은 가슴이 조여서 브래지어 같은 속옷만 입고 있어도 못 견디겠다고 한다. 결흉은 양쪽 유두 사이의 가슴뼈 부위에 특히 답답함을 호소하게 되는데, 어떤 분들은 가슴이 답답하다 못해 등까지도 함께 조여 들어와 등이 심하게 아프다고 호소하기도 한다. 드라마를 보면 화가 나거나 억울한 상황이 생겼을 때 가슴을 치면서 답답함을 호소하고 분노하는 장면을 볼 수 있는데, 이 역시 결흉을 상징한 모습이라고 할 수 있다.

결흉이 생기면 상체 쪽으로만 기운이 몰리게 되어 누우면 오히려 압이 올라가 편치 않은 경우를 종종 볼 수 있다. 그래서 결흉이 있는 사람은 보통 수면 불량이 있어 잠들기가 힘들거나, 잠이 들어도 자주 깨고 꿈을 많이 꿔서 아침에 일어나기 힘들다. 또 조금만 걸어도 숨이 차거나 가슴이 벌렁거리기도 하고, 심하면 어지럽거나 메슥거리는 증상이 심해지기도 한다.

2. 담적

한방에서 말하는 중초中焦는 보통 비위장脾胃腸을 의미한다. 담적이란 소화기에서 제대로 대사되지 못한 노폐물이 쌓이고 적체되어 소화기 전체의 움직임을 방해하는 데서 발생한다. 이렇게 쌓인 노폐물은 시간이 지남에 따라 소화기의 기능 및 활동을 감소시키고, 순환력을 저하하기 때문에 전체적인 대사활동에도 방해를 주게 된다.

담적으로 인해 꽉 막힌 증상으로는 대표적으로 소화 불량, 부기, 변비, 복통 등의 소화기 관련 내과 질환들이 있다. 이뿐만 아니라 담적 증상이 원인이 되어 경추·요추 디스크, 손저림, 항강 등의 근골격계 질환을 유발할 수 있다. 특히 여성에게 있어서는 중초의 기능이 임신과 관련이 있는 입부터 회음부까지 이어지는 임맥任脈에도 영향을 미치기 때문에 생리 불순, 부정출혈, 자궁근종, 불임 등의 부인과 질환을 유발하기도 한다. 담적 증상이 두드러지는 사람들은 흔히 두통을 가장 많이 호소하는데, 이 역시 위장을 비롯한 소화기의 기능이 약해지면서 소화기 쪽으로 혈액이 많이 몰리게 되어 상대적으로 뇌로 가는 혈류가 저하되어 나타나는 혈관성 두통일 확률이 높다. 그 외에도 어지럼, 불면 등의 신경과적 증상도 유발할 수 있다.

3. 위가실

위가胃家는 입부터 항문까지의 관을 이야기한다. 우리 몸을 아주 간단하게 표현하면 속이 비어 있는 기다란 관과 같다고도 할 수 있는데, 입부터 항문까지의 관은 속에 있긴 하지만, 위아래가 뚫려 있어 외부와 소통하는 장소라고도 할 수 있다. 위가는 나와 다른 외부음식을 내 것으로 만들어주고, 그것을 통해 살아갈 힘을 길러주는 곳인데, 외부와 소통해야 하는 곳인 위가가 꽉 막혀 있으면 소통이 어렵다. 따라서 위가실 증상은 소통이 안 돼서 나타날 수 있는 모든 증상을 포괄한다. 이 중에서도 대변은 특히 중요한데, 다양한 열울의 증상 중에서도 변비를 동반한다면, 대변이 소통되어야지만 제반 증상들도 치료가 쉽다.

내 몸 온도조절장치 이상의 원인은 무엇인가?

우리 몸에서 온도조절장치의 기능이 이상해지는 이유는 바로 자율신경 실조증 때문이라고 할 수 있다. 자율신경은 보통 우리가 교감신경, 부교감신경이라고 말하는 신경을 말한다. 교감신경, 부교감신경을 포함하는 자율신경은 내가 원하는 대로 움직여주는 것이 아니라 스스로 판단해서 자율적으로 우리 몸의 항상성을 조절한다. 그래서 자율신경이라고 부르는 것이다. 팔다리의 근육은 나의 의지대로 움직일 수 있지만, 내부 장기의 활동은 내 맘대로 조절할 수 없다. 내 몸의 온도 조절 역시 내 마음대로 할 수 없다.

화가 나거나 긴급한 상황이 되면 우리 몸은 눈이 저절로 커지고, 심장박동이 빨라지고, 가슴이 두근거리고, 침이 마르고, 소변이나 대변을 보고 싶은 마음도 사라지고, 식욕도 감소하게 된다. 이것은 교감신경이 흥분했을 때 나타나는 반응이다. 반면에 편안하고 안정된 상태에서는 눈이 스르르 감기거나 동공이 작아지고, 심장박동이 느려지고, 소변이 쉽게 나오고, 침도 더 많이 분비돼서 위장 활동도 더 활발해지게 된다. 이러한 몸의 반응은 부교감신경이 흥분했을 때의 반응이다.

자율신경은 우리 몸의 온도를 심하게 변하지 않게 조절하고, 몸 전체의 온도가 균형을 맞출 수 있도록 하는 역할도 하고 있다. 만약 우리 몸의 온도조절장치가 제 기능을 하지 못하면 어떻게 될까? 항상성이 무너져 하나의 몸에서도 여기저기의 체온이 서로 다르게 느껴질 수 있다. 예를 들면 손발은 너무 찬데, 가슴은 너무 덥다. 두피 쪽은 지나칠 정도로 뜨거운데, 반대로 아랫배는 냉골이다. 몸의 온도 감각 차이가 심하다면 몸 전반의 제 기능도 원활하지 못한 것이다.

- 몸의 위쪽(가슴 위쪽)은 덥고, 아래쪽은 차가운 분
- 몸의 바깥쪽은 덥고 속은 차가운 분
- 몸은 차가운데 손발은 후끈거리는 분

위와 같은 증상을 호소하는 사람들도 볼 수 있는데 이 경우 자율신경 이상에서 시작된 증상들로 의심해 볼 수 있다. 상부에만 열이 후끈거리는 현상은 스트레스와 긴장에 의하거나 화가 났을 때와 같은 교감신경 항진 때 가장 많이 나타나고 여성의 호르몬 이상이나

갱년기 증후군에서도 흔하게 나타난다. 머리 쪽으로 혈액의 흐름이 늘어나 몸의 상부에서만 열이 후끈거리는 것이다. 대신 부교감신경의 영역인 내장은 혈액의 순환량이 적어져 위장병이나 장염이 증가한다.

팔다리만 유난히 차가운 수족냉증은 위에서 말한 것처럼 혈액의 순환량이 줄어들어 심장에서 가장 먼 곳의 온도가 제일 먼저 떨어지며 발생한다. 기온이 조금이라도 내려가면 체온을 유지해줄 뜨거운 혈액의 부족으로 손과 발부터 시려오는 것이다. 반대로 손과 발이 후끈거려 한겨울에도 이불을 덮을 수 없다는 사람도 있다. 이 경우 손과 발에 동맥궁이 잘 발달되어 있기 때문인데, 심장에서 나온 동맥이 어깨에서 손가락까지 내려오는 동안 혈액은 뼈와 가까운 곳으로 흐르기 때문에 체온에 영향을 주지 않는다. 하지만 손목을 지나면서 혈관이 여러 갈래로 가지를 치며 거미줄처럼 퍼지게 되어 혈액의 흐름이 과잉되면 몸이 더워진다. 교감신경의 과항진 상태에서 심장박동이 증가하면 손과 발에서 이상 발열 현상이 나타나기도 한다.

한약이 자율신경 실조증을 치료할 수 있나?

결론부터 말하면 한의학은 자율신경 실조증을 치료할 수 있다. 즉, 냉증과 열증은 한약으로 치료하는 것이 좋다.

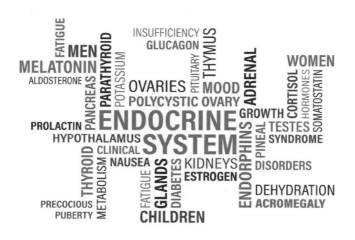

1. 혈액 순환을 돕는 치료이기 때문이다

'순환이 안 되어 문제다'라는 말을 많이 들어보았을 것이다. 보통 한의원에서 이렇게 자율신경 실조로 인해 특정 부위에 열이나 냉이 몰려 있는 경우를 쉽게 설명할 때 이렇게 표현한다. 여기서 순환이라는 것은 혈액 순환을 의미한다. 혈은 우리 몸에서 가장 중요한 피이다. 때때로 피 자체를 말하기도 하고 순환을 의미하기도 한다. 사람은 혈액을 통해 영양을 공급받고 노폐물을 처리한다. 손에 피가 잘 돌면 손이 따뜻하고 위장에 피가 잘 돌면 소화가 잘된다. 머리에 피가 잘 돌면 머리가 맑고 집중력이 좋아진다. 하지만 이것이 지나칠 경우 각성이 되어 두통, 불면이 생기거나 땀을 흘리게 된다. 또 위장에 갑자기 피가 많이 몰릴 경우 역시 지나친 위산 분비로 위궤양이나 위염이 생길 수 있다.

혈액 순환을 조절하여 혈액의 과다 부족을 조절하는 것이 건강의 초석이다. 또 순환을 돕는 것이 한의학이고, 이 순환을 활성화시키고 온몸으로 영양과 진액이 잘 흐를 수 있도록 도와 몸 전체의 균형을 조화롭게 하는 것이 곧 한의학의 기본 정신이라고 할 수 있다.

2. 에너지 효율을 높이기 때문이다

복용하는 사람의 체질에 따라 혹은 한약의 처방마다 많은 차이가 있지만, 한약의 기본 기능은 인체의 에너지 효율을 높이는 것이다. 한의학적 치료, 특히 한약을 통해 궁극적으로 몸이 좋아지는 이유는 바로 에너지 효율이 높아지기 때문이다. 이러한 한약은 주로 기초대사의 질을 높여주고, 에너지 효율을 높이는 작용을 한다. 한약은 몸을 보하기도 하고 나쁜 기운을 몰아내기도 하는데, 자율신경 실조로 인해 몸의 온도조절장치가 고장 난 사람들은 주로 몸을 보하는 약을 먹어 에너지 효율을 높이는 데 중점을 두고 치료한다.

사람은 에너지를 얻기 위해 식사를 한다. 3대 영양소인 탄수화물, 지방, 단백질을 섭취하기 위해 밥, 빵, 소고기, 올리브유 등을 먹고, 과일과 야채를 통해 비타민과 미네랄을 얻는다. 이렇게 얻어진 영양분은 혈액에 실려 인체 구석구석으로 수송되고 에너지를 사용하고 난 후 생긴 찌꺼기는 다시 혈액에 실려 간, 콩팥, 허파, 림프노드(임파선)로 보내져 정화되고 배출된다. 이러한 과정이 아주 부드럽고 정교하게 잘 이루어져야 하는데, 이러한 과정이 삐거덕대거나, 효율성이 떨어져 있다면 내 몸에서 필요한 영양분들은 각 부분에 제대로 전달되지 못할 것이다. 그래서 진료할 때 가장 많이 물어보고, 꼬치꼬치 캐묻는 부분이 바로 '대사'다. 땀, 대변, 소변, 수면, 생리, 식욕, 소화 말이다.

에너지 효율이 떨어지면 먹은 음식을 소화하기가 어렵고 흡수하는 과정에도 문제가 생긴다. 어렵게 흡수된 영양분 또한 수송하기 어렵고, 노폐물 배출 또한 원활하지 못하게 되어 몸의 여러 곳에서 이상 신호가 발생한다. 늘 피곤하고, 힘이 없고, 춥고, 붓고, 졸린 상태가 지속된다. 에너지가 약하면 면역기능 또한 떨어져 감염에 취약해지고 알레르기가 발생한다. 한약을 통해 에너지 효율이 높아지면 소화가 원활해지고 흡수가 잘 되며, 영양분을 고루 인체 곳곳으로 수송한다. 에너지 효율이 좋아지면 질병이 예방되고 피로가 사라지고 활력이 생길 수 있다.

3. 혈액 순환 개선을 통한 냉증과 열증의 해결

한약의 효능은 개선된 혈액 순환을 통해 가장 먼저 뚜렷하게 나타난다. 한약을 복용하여 혈액의 흐름이 좋아지면 소화, 흡수, 배설 과정이 원활해진다. 인체의 구석구석 세포들이 영양공급을 제대로 받게 되고, 노폐물 제거도 제대로 이루어진다. 충분한 에너지 공급과 노폐물의 제거는 결과적으로 에너지 효율을 높여주고 몸을 젊고 건강한 상태로 만든다.

골목 구석구석까지 도로가 잘 뻗어있는 곳은 필요한 물품이 원활하게 공급될 수 있듯이, 혈액은 잘 만들어진 혈관을 통해서 온몸의 구석구석을 돌아다니면서 산소와 영양분을 공급하고, 또 부산물로 생성된 노폐물과 이산화탄소를 싣고 돌아오게 된다. 이러한 경우는 몸의 온도도 뜨끈뜨끈하고 잘 데워지기 때문에 쉽게 정상체온을 유지할 수 있다. 반대로 도로의 상태가 부실하고 막혀 있거나 원활하지 못한 곳은 필요한 물품이 도달하기도 어렵다. 몸의 온도로 설명한다면 잘 데워지지 않고 차고 냉하다고 할 수 있다. 한약을 통해서 전신의 순환력을 높이면, 냉증으로 인해 참을 수 없었던 손발의 차가움, 아랫배의 차가움이 서서히 풀려가는 것을 느낄 수 있다. 답답해서 미칠 것 같았던 가슴이 편안해지고, 밤새 누워 있어도 잠들지 못했던 내가 어느새 잠들어 있는 것을 발견할 수 있을 것이다.

2부

외형편

外形篇

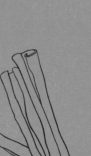

근골격계 · 신경계 · 피부 질환

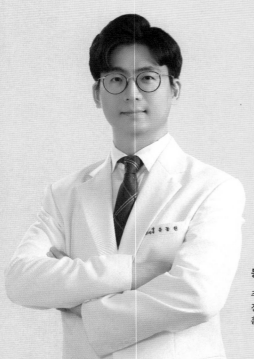

유 동 원 **원 장**

대전대학교 한의학과 졸업

수원시한의사회 홍보이사

대한동의방약학회

통합심신의학연구회

한의정보협동조합

FCST 전문가 과정 수료

전) 자생한방병원 일반수련의

현) 수원 동원한의원 원장

동원한의원

주 소 수원시 팔달구 화양로 35번길 6, 도경빌딩 2층
전 화 031-243-1637
홈페이지 dongwonhani.com

경추 질환

잘못된 자세가 우리의 경추 건강을 무너트린다.
현대인의 고질병, 거북목과 일자목에서
벗어나는 방법은?

성인의 머리 무게는 약 5kg이다.
이 무게를 지탱해주는 뼈가 바로 '경추'인데,
고개를 1cm 숙일 때마다 경추에
가해지는 하중은 최대 2~3kg 증가한다.
스마트폰을 볼 때, 컴퓨터를 할 때
고개를 숙이면 숙일수록 경추가
견뎌야 하는 하중이 높아진다는 말!
목, 어깨에 통증이 오고 손이 저리는 등
경추가 보내는 위험 신호를 느꼈다면
한의학의 도움을 받아 경추 질환을 치료해보자.

자고 일어나니 아픈 뒷목, 원인은 무엇인가?

자고 일어났는데 갑자기 뒷목이 아파서 고개를 잘 움직이지 못하는 경험, 누구나 한두 번쯤은 겪어봤을 것이다. 이런 증상을 한의학에서는 항강頂强 혹은 낙침落枕이라고 한다. 항강증은 뒷목의 근육이 뻣뻣해서 돌리지 못하고 아픈 증상을, 낙침증은 목이 아파서 잘 돌리지 못하는 증상을 말한다. 평소 목 주변의 근육이 긴장된 상태에서 찬바람을 맞거나 수면 중 자세가 좋지 않았을 때 목과 어깨 근육들이 강하게 굳어버려서 풀리지 않는 증상이 생기게 된다. 이렇게 뒷목이 아파서 목이 잘 안 돌아가고 아픈데, 누군가 옆에서 부르게 되면 참 난감해진다. 평소에는 쉽게 돌아가던 뒷목이 잘 안 돌아가니 몸통을 전체적으로 돌려서 볼 수밖에 없어 매우 부자연스럽고 우스꽝스러워 보인다. 이렇게 급성 근육 긴장으로 발생하는 항강증의 원인은 크게 세 가지 정도로 나누어 볼 수 있다.

첫 번째는 평소 생활 습관과 자세이다. 최근 스마트폰 보급이 늘면서 고개를 숙이는 자세를 오랜 시간 동안 유지하다 보니 항강증 발생 빈도가 점점 늘어나고 있다.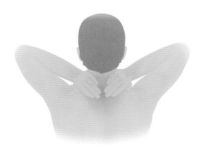
이로 인해 뒷목을 잡아주는 근육
은 물론이고 어깨나 등 부분의 근
육들까지 딱딱하게 굳어서 목의
가동범위가 줄어든다. 이렇게 근
육이 혹사당하는 상태에서 바르
지 않은 자세로 잠을 잤을 경우 곧바로 항강증이 발생하게 된다. 베
개를 뒷목까지 안정적으로 받치지 않고 머리 쪽에만 베고 자는 경
우, 엎드려서 자는 경우, 추운 곳에서 자거나 과로, 음주 후 불량한
자세로 자는 경우 등은 항강증을 유발하는 중요한 원인이다. 나쁜
자세는 항강증은 물론이고, 긴장형 두통, 일자목이나 거북목, 경추
디스크까지 발전될 수 있으므로 항상 바른 자세를 유지하려 노력해
야 한다.

두 번째는 정신적인 스트레스이다. 스트레스가 많아지면 우선
뒷목과 어깨 근육의 긴장도가 높아진다. 또한 혈액 순환이 저하되
고 이로 인해 근육 내의 노폐물들이 제대로 제거되지 못한다. 중요
한 시험을 준비하거나 장시간 운전으로 인해 긴장될 때, 예기치 못
한 일로 깜짝 놀랐을 때 등 정신적인 긴장 상태가 발생하면 목과
어깨가 움츠러드는 자세를 경험하게 된다. 이런 단기적인 스트레
스 역시 항강증을 유발하는 것은 물론이고, 장기간에 걸친 심리적
인 스트레스는 우울증 등의 신경정신질환뿐만 아니라 교감신경의
과흥분으로 인해 소화불량, 편두통, 갑상선 기능 항진증 등 여러

가지 신체 증상을 유발하는 심신증까지 발전할 수 있다. 몸과 마음은 항상 서로 영향을 미치므로 심리적인 스트레스 요인이 있다면 그것을 정확히 인지하고 상황을 바꾸거나 피하는 등의 대처를 취해야 한다.

마지막은 심각한 질환으로 인한 항강증이다. 대표적으로는 뇌혈관 질환이나 뇌수막염, 후종인대골화증, 다발성 경화증 등이 있다. 앞서 언급한 원인으로 인한 항강증과는 달리 심각한 수준의 항강증을 보이므로 정확한 검사 및 진단, 감별을 통해 치료를 받아야 한다.

거북목과 일자목의 차이는?

보통 거북목과 일자목을 같은 것으로 생각하여 혼재해 사용하고 있다. 하지만 엄밀하게 구분하면 둘은 약간의 차이점이 있다. 일자목의 경우 엑스레이를 옆에서 찍었을 때 경추 모양으로 판단하게 된다. 즉, 목의 곡선이 잘 유지되고 있는지가 포인트라고 할 수 있다. 경추는 총 7개의 척추로 이루어져 있는데 아래로 내려오면서 살짝 앞을 향해 휘어있는 형태가 정상적인 곡선 형태이다. 하지만 바르지 않은 자세로 인해 경추가 직선 모양으로 배치돼 있는 것을 일자목이라고 한다. 일자목은 겉으로 보이는 것과는 상관없이 엑스레이를 통해 실제 척추의 형태를 확인해야 한다. 따라서 겉으로 보기에는 자세에 문제가 없는 사람일지라도 엑스레이를 통해 정확한 진

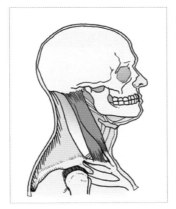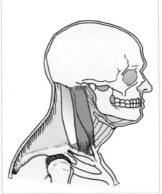

거북목 증후군

단을 받아야만 일자목인지 알 수 있다. 일자목이 더 심해지면 경추 만곡이 뒤로 휘게 되는 역C자목으로 발전할 수 있어 평소 바른 자세를 유지하는 것이 중요하다. 특히 반복적으로 뒷목 통증이 있는 사람이라면 적극적인 치료와 운동을 시작해야 한다.

반면 거북목은 일자목과 달리 육안으로 확인이 가능하다. 거북목은 옆에서 보았을 때 목의 위치가 몸의 중심선보다 앞으로 돌출된 상태를 말한다. 쉽게 확인하기 위해서는 옆에서 보았을 때 귓구멍 위치를 확인하면 된다. 거북목 증후군 환자들은 귓구멍이 어깨선보다 5cm 이상 앞에 위치하게 된다. 거북목 증후군은 상부 교차 증후군이라고 하는데, 상부 승모근과 견갑거근, 대흉근, 소흉근은 단축과 경결이 일어나고, 반대로 심부목굴곡근, 능형근, 전거근은 약화와 이완이 일어나게 된다. 이로 인해 대부분의 거북목 증후군 환자

거북목 자가 체크리스트

증상	O	X
어깨와 목 주위가 자주 뻐근하다		
옆에서 보면 귓구멍 위치가 어깨선보다 앞으로 튀어나와 있다		
어깨와 등이 굽어 있다		
쉽게 피로하고 두통이나 어지럼증을 느낀다		
잠을 자도 피곤하고 뒷목이 불편하다		

두 개 이상 해당하면 거북목 증후군을 의심할 수 있음

들은 어깨가 앞으로 말리고 흉추가 과도하게 후만되는 굽은등 증상도 함께 발생한다. 육안으로 보았을 때 자세 변화가 확실하고, 이로 인한 통증도 만성화되는 경향이 있어 거북목 증후군 환자들은 적절한 치료와 생활 관리를 병행해야 한다.

일자목과 거북목은 장시간 컴퓨터 작업을 하는 사무직 근로자나 운전을 오래 하는 운수업 종사자, 고개를 숙이고 반복적인 작업을 하는 생산직 근로자 등에서 많이 발생하던 직업병의 일종이었지만, 스마트폰의 보급이 늘면서 이제 남녀노소 구분 없이 발생하고 있다. 특히 어렸을 때부터 스마트폰을 사용하게 되면서 초등학생이나 중학생들의 일자목 및 거북목 교정 치료에 대한 문의가 급증하고 있다. 인간은 누구나 노년이 될수록 근력이 떨어지고 점점 더 나쁜 자세를 가지게 되는데, 사춘기 이전부터 일자목이나 거북목이 진행되면 노년기에 더욱더 나쁜 자세와 그로 인한 통증으로 고통 받을 가능성이 크다. 또 일자목과 거북목은 대부분 만성화되어 목 디스크로 진행되기 때문에 초기부터 적절한 치료와 생활 관리가 필요하다.

자주 발생하는 두통, 원인은 무엇인가?

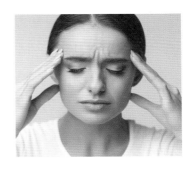

두통은 매우 흔한 질환으로 임상 통계에 의하면 전체 인구의 90% 이상은 평생 한 번 이상 두통을 겪는다고 한다. 두통은 머리에서 느껴지는 통증을 모두 포함하는 용어이기 때문에 정확한 분류가 필요하다. 두통은 크게 특별한 원인 없이 발생하는 일차성 두통과 특정 질병에 의해 발생하는 이차성 두통으로 나눌 수 있다. 일차성 두통은 특별한 원인 질환이 없기 때문에 병력청취를 통해 감별할 수 있다. 주로 두통이 언제 생겼는지, 머리의 어느 부분이 아픈지, 어떤 느낌으로 아픈지, 얼마나 자주 아픈지, 어떤 행동으로 인해 더 심해지거나 완화되는지, 다른 병이 있는지 등을 확인하게 된다. 이런 병력청취에서 특정 질환이 의심된다면 이차성 두통을 감별하기 위해 X-ray, MRI, 혈액검사 등을 의뢰하게 된다. 여러 검사를 통해 이차성 두통임을 확인했다면 해당 기저질환을 먼저 치료해야 한다. 하지만 일상생활에

서 발생하는 대부분의 두통은 일차성 두통에 속하기 때문에 일차성 두통에 대해 자세히 알아둔다면 두통이 생겼을 때 도움이 될 것이다. 일차성 두통은 크게 편두통, 긴장형 두통, 군발성 두통으로 분류할 수 있다.

WHO의 통계 자료에 따르면 이 중에서 긴장형 두통이 42%로 가장 높은 비율을 차지하고 있다. 우리가 흔히 듣는 편두통이 가장 많은 수를 차지할 것 같지만 편두통은 이 중 약 11%만 해당된다. 편두통은 20~30대 여성에게 흔하고, 유전성 질병이기 때문에 가족력이 중요하다. 반면 긴장형 두통은 근육의 지속적이고 반복적인 수축에 의해 발생하고 가족력과는 큰 연관성이 없어 더욱더 흔하게 발생하는 두통 중 하나이다. 긴장형 두통은 주로 아침에 일어날 때부터 시작되고 컴퓨터 작업이나 스마트폰을 오래 사용했을 때 점점 더 심해진다. 정신적인 긴장이나 같은 자세를 장시간 유지할 때도 발생할 수 있다. 긴장형 두통은 머리를 감싸고 있는 근육 때문이 아니라, 대부분 뒷목이나 어깨 근육들의 통증 유발점 때문에 발생한다. 승모근, 흉쇄유돌근, 두판상근, 경판상근, 두반극근, 교근 등이 긴장형 두통을 유발하는 목과 어깨의 근육들이다. 근육마다 두통을 유발하는 양상이 조금씩 다르므로 긴장형 두통을 유발하는 대표 근육들을 확인해보도록 하자.

긴장형 두통을 유발하는 대표 근육인 승모근부터 살펴보자. 승모근은 뒷목과 어깨를 감싸는 가장 큰 근육이다. 뒷목과 어깨 통증에 있어서 가장 중요한 근육이다 보니 어깨가 결릴 때 본능적으로 주

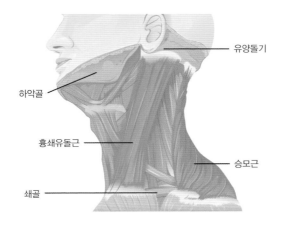

유양돌기

하악골

흉쇄유돌근

승모근

쇄골

물러주는 근육이기도 하다. 승모근은 크게 상부, 중부, 하부 세 부분으로 나누어 볼 수 있는데 상부 승모근에 문제가 생기면 주로 뒷머리 부분이 아프게 된다. 중부 승모근에 문제가 있을 때는 어깨 끝부분에서 통증을 느끼게 되고 하부 승모근에 통증 유발점이 있으면 날개뼈 안쪽 부분이 결리거나 아플 수 있다. 이 중에서도 특히 상부 승모근이 중요한데, 잘못된 자세로 인해 상부 승모근의 긴장이 오랫동안 지속되면 딱딱해진 근육이 뒷목을 통해 뇌로 혈액을 공급하는 추골동맥을 압박하여 어지럼증과 두통이 심해질 수 있다.

다음은 흉쇄유돌근이다. 흉쇄유돌근은 옆 목을 지탱하는 길쭉한 근육인데, 흉쇄유돌근의 긴장은 그 자체만으로도 다양한 부위에 긴장형 두통을 유발한다. 이마, 정수리, 뒷머리는 물론이고 눈이 뻐근한 느낌과 함께 턱 끝이나 흉골 부위까지 통증을 유발할 수 있다. 바르지 않은 자세가 장시간 지속되면 흉쇄유돌근이 점점 단축되어 머리를 앞으로 이동시켜서 거북목도 심해지게 된다.

긴장형 두통은 다른 두통들보다 침 치료에 비교적 잘 반응하여 빠른 호전을 볼 수 있다. 특히 뒷목 중앙에서 좌우 양쪽으로 약 1.5cm 떨어진 부위에 푹 들어가는 곳이 있는데 이곳이 바로 풍지風池혈이다. 풍지혈은 긴장형 두통부터 일자목, 목 디스크에 이르기까지 뒷목 통증이라면 두루 통용되는 중요한 치료 포인트이다. 흉쇄유돌근을 자가 마사지하는 것도 좋은 방법이다. 통증을 유발하는 흉쇄유돌근을 같은 쪽의 엄지와 검지로 꼬집듯이 지긋이 약 10초가량 눌러주면 된다. 흉쇄유돌근은 예민한 근육이기 때문에 너무 세게 압박하거나 과도하게 문지르거나 오랫동안 마사지하지 않도록 주의해야 한다.

손끝까지 저린 증상은 목 디스크만이 원인일까?

팔이나 손가락이 저린 증상으로 고통 받는 환자들이 많다. 손가락이 저린 증상은 여러 가지 원인에 의해 발생된다. 윗물이 맑아야 아랫물도 맑다는 속담이 똑같이 적용되는 것이 바로 손저림 증상이다. 목 디스크가 있어서 손이 저린데 아무리 열심히 손가락을 주물러봐야 효과가 있겠는가? 따라서 정확한 진단을 거쳐 치료를 받는 것이 중요하다. 손저림의 원인질환은 크게 네 가지 정도로 나누어 볼 수 있다. 손끝에서부터 위로 올라오면서 하나씩 살펴보도록 하자.

손저림을 유발하는 질환들

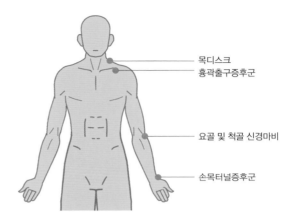

목디스크
흉곽출구증후군

요골 및 척골 신경마비

손목터널증후군

1. 손목터널증후군

손목터널증후군은 손목 터널이 좁아짐에 따라 정중신경이 압박
되어 생기는 질환인데, 이로 인해 주로 손바닥과 첫 번째 손가락에
서 네 번째 손가락의 절반까지 저린 것이 특징이다. 이런 특징 때문
에 다른 손저림에 비해 비교적 감별이 용이하다. 처음에는 해당 부
위가 저리고 무감각해지며, 심해지면 화끈거리고 타는 듯한 느낌이
들고 악력이 줄어들어 물건을 놓치기도 한다. 주로 손을 많이 쓰는
직업에서 많이 발생하는데 집안일을 많이 하는 주부나 강력한 진동
기계를 사용하는 노동자, 혹은 손목을 많이 쓰는 악기 연주자나 컴
퓨터를 많이 하는 직업군 등에서 발생할 수 있다.

2. 요골 및 척골 신경마비

요골신경과 척골신경은 손목과 팔꿈치 사이인 전완을 지나가는 신경으로 팔꿈치 안쪽으로는 척골신경이 지나가고, 팔꿈치 바깥쪽을 따라 요골신경이 지나간다. 신경마비는 주로 외부요인에 의한 압박으로 발생한다. 요골신경마비의 경우 주말 저녁에 술을 마시고 나서 팔을 베고 잠들었을 때 많이 생긴다고 해서 '토요일 밤 증후군'이라고 하고, 연인 간에 팔베개를 해주고 나서 생긴다고 해서 '허니문마비'라고 부르기도 한다. 재미있는 이름들로 불리지만 심해지면 근위축과 함께 아래팔에 힘이 잘 안 들어가는 손목하수 증상까지 발생하는 무서운 질환이다. 따라서 팔꿈치나 아래팔이 오랜 시간 동안 압박되지 않도록 주의하고 자주 스트레칭을 해주는 것이 좋다.

3. 흉곽출구증후군(사각근증후군)

사각근은 옆 목에 있는 세 개의 근육으로 머리를 지지하는 역할을 한다. 전사각근과 중사각근을 통해 상완신경총이 빠져나오기 때문에 사각근들이 긴장되거나 단축되면 상완신경총이 눌려 목 디스크와 유사한 증상이 생기게 된다. 사각근 경직을 제대로 치료받지 않으면 사각근 사이를 통해 쇄골하동맥도 빠져나오기 때문에 심한 경우 동맥 폐색까지 발생할 수 있다. 이를 사각근증후군이라고 하는데 다행히 침 치료나 약침 치료에 잘 반응하고, 스트레칭이나 마사지로도 호전될 수 있으므로 적극적인 치료를 받는다면 이로 인한 팔저림을 해소할 수 있다.

4. 경추 디스크

경추 디스크의 정확한 명칭은 경추 추간판 탈출증인데 이는 팔저림을 유발하는 가장 중요하고 심각한 원인이다. 교통사고 등 급성 손상으로 인한 급성 경추 디스크를 제외하면 대부분의 경추 디스크는 오랜 시간 동안 이어져 온 불량한 자세로 인한 퇴행성 변화로 일어난다. 그렇기 때문에 이미 반복적인 뒷목 통증으로 고통받는 환자들이 많다. 하지만 디스크는 진행성 질병이므로 제대로 된 치료를 받지 않고 '이러다 또 괜찮아지겠지' 하며 방치하면 점점 증상이 심해질 수밖에 없다.

경추 디스크의 증상은 디스크가 빠져나온 위치나 정도에 따라 다를 수 있지만, 크게 세 가지 정도로 분류할 수 있다. 우선적으로 나타나는 증상은 역시 통증과 저린 증상이다. 튀어나온 디스크가 신경을 누르면 뒷목은 물론이고 상부 승모근 부위, 날개뼈 안쪽 부분이나 위팔, 아래팔, 손가락까지 통증이나 저린 증상을 느끼게 된다. 두 번째로는 팔의 힘이 빠지는 것이다. 디스크의 부위에 따라 팔의 감각이 둔해지는 경우도 있고, 한쪽 팔이 마비되기도 한다. 마지막은 두통, 현기증, 이명 등의 증상이다.

경추 디스크 환자들은 대부분 일자목이 먼저 진행된 경우가 많아서 경추부를 지나가는 혈관의 흐름도 원활하지 못해 뇌 쪽으로 혈액 공급이 잘되지 않는다. 따라서 이런 경우 수술 적응증을 확인하기 위해 통증이나 마비 및 저린 부위와 증상 발생 기간이 얼마나 되는지 묻는다. 이외에도 젓가락을 사용할 수 있는지, 글씨 쓰는 데는

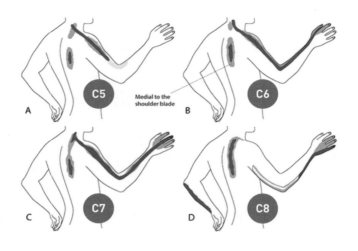

문제가 없는지, 걸음걸이에는 문제가 없는지, 계단을 편하게 오르내릴 수 있는지, 밤에 소변을 몇 번이나 보는지 등을 환자나 보호자에게 확인한다. 경추 디스크는 수술 적응증에 해당하는 경우 당연히 수술해야 하지만, 경추 고정술 등의 수술 이후 환자의 삶의 질이 떨어지는 경향이 있어 수술 적응증이 아닌 경우에는 비침습적 치료와 생활 습관 교정, 운동 등을 통해 증상을 완화시키는 것을 추천한다.

경추 질환은 어떤 치료를 해야 하나?

우선적으로 받아야 할 한의 치료는 침 치료이다. 침 치료는 굳어버린 후경부의 근육과 인대를 자극하여 이완시켜주기 때문에 경추 질환에 대한 한의학적 치료 중 가장 기본적인 치료로 시행된다. 우선 치료 전 정확히 어떤 근육이 통증을 유발하는지 확인하기 위해 경추 가동검사를 진행한다. 고개를 천천히 앞뒤, 좌우, 양옆으로 움직이면서 통증 부위 및 관절 가동범위를 확인한다. 앞뒤로 움직이기 힘든 경우는 경판상근의 문제로 보고, 측굴하는 동작에 문제가 생기면 사각근의 문제로 생각할 수 있으며, 회전하는 동작에 제한이 있으면 견갑거근의 경결로 확인하고 해당 근육을 치료하게 된다. 한 가지 근육에만 문제가 생기는 경우는 많지 않으며, 대부분 같이 움직이는 주변 근육과 인대에 함께 문제가 생기기 때문에 뒷목과 어깨에 걸쳐 전반적으로 침 치료를 시행하게 된다. 주변 근육들의 혈 자리도 중요하지만, 손과 발 쪽의 혈 자리에 자침하는 원위 취혈도 치료에 많은 도움이 된다. 손날 부분에 있는 후계後溪혈, 외측 복사뼈 뒤쪽에 위치한 곤륜崑崙혈 등 다양한 혈 자리들을 조합하여 경추 질환을 치료하게 된다.

부항 치료는 근육 손상이 잦은 환자들, 특히 운동선수들에게 효과가 있는 치료법이다. 수영선수인 마이클 펠프스나 메이저리거인 지올리토 선수 등 프로 운동선수들도 부항 요법 후 즉각적인 통증 호전 반응에 대해 인터뷰할 정도로 매우 효과적인 근골격계 치료 방법이다. 부항 요법은 크게 두 가지로 나누어지는데, 피를 내지 않는 건식 부항 요법과 사혈침으로 피를 내어 치료하는 습식 부항 요법이 있다. 두 치료 모두 국소부위에 음압을 이용하여 체액 순환 장애로 인한 노폐물과 어혈을 제거하고 국소 혈액 순환을 촉진하는

것을 목표로 한다. 부항 요법은
경추 질환에 두루 좋은 치료 효
과를 나타내는데, 특히 상부 승
모근의 한 가운데 부분인 견정
肩井혈의 경우 습식 부항 요법이
매우 효과적이다.

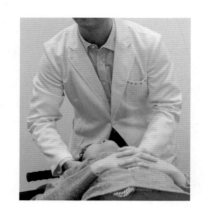

　다음으로 유효한 치료는 추
나요법이다. 2019년 4월부터
추나요법이 건강보험에 진입하면서 환자들이 합리적인 비용으로
추나 치료를 받을 수 있게 돼 많은 효과를 보고 있다. 추나요법은
틀어진 관절과 척추를 바로잡아 올바른 자세를 만들어주기 때문에
가장 근본적인 치료법이라고 할 수 있다. 추나요법은 단순 추나, 복
잡 추나, 특수 추나 세 가지로 나눌 수 있다. 항강증의 경우 한의사
의 손을 통해 부드럽게 근육과 인대를 교정하는 단순 추나만으로도
좋은 효과를 볼 수 있다. 장기간에 걸쳐 구조가 변형된 거북목이나
일자목, 목 디스크 등은 복잡 추나가 필요하다. 복잡 추나는 삼차원
구조인 일곱 개의 경추간의 회전변위, 측방변위 등을 정확하게 파
악하여 틀어진 경추 관절을 순간적으로 교정하는 치료법이다. 경추
의 정상 만곡을 회복하면 탈출한 추간판 역시 점차 제자리를 찾아
들어가는 것을 영상 진단을 통해 확인할 수 있다. 이 과정을 통해
통증과 저림 증상의 호전은 물론이고 올바른 자세를 형성하여 경추
질환의 재발을 경감시키게 된다.

근육 긴장이 매우 심하거나 두통까지 동반되는 경우라면 한약 치료를 고려하는 것이 좋다. 작약감초탕은 급성 근육 긴장을 치료하기 때문에 근육이 자주 뭉치거나 쥐가 나는 환자에게 효과적이다. 회수산은 돌릴 회回 자에 머리 수首 자를 사용하는 이름 그대로 뒷목을 잘 돌릴 수 없는 항강증 환자에게 주로 처방되는 대표적인 한약이다. 갈근탕은 체격이 좋으면서 뒷목이 자주 뭉치는 환자에게 처방하고, 허약하고 체력이 많이 소진된 환자에게는 쌍화탕을 처방한다. 쌍화탕은 최근 감기 환자들이 주로 복용하는 한약이지만 원래는 허약한 사람이 식은땀을 흘릴 때 처방하는 한약이므로, 체력이 소진되어 항강증이 발생한 환자에게는 쌍화탕이 도움이 될 수 있다. 이 외에도 여러 가지 병증에 따라 다양한 한약이 처방되고, 탕약은 물론 가루약, 알약, 시럽 등 다양한 제형으로 처방받을 수 있으므로 가까운 한방 의료기관에서 정확한 진단을 통해 처방받는 것이 중요하다.

경추 질환의 생활 관리 방법은?

경추 질환이 있을 때는 우선 수면 환경부터 확인하는 것이 좋다. 베개는 보통 낮게 베는 것이 좋다. 하지만 사람마다 체형이 다르기 때문에 내 목에 맞는 베개를 찾는 것이 중요하다. 어떤 사람에게 딱 맞는 베개가 다른 사람에게는 너무 높거나 낮을 수 있기 때문에 무작정 비싼 베개가 아닌 나에게 편안한 베개를 찾아보자. 침대 역시 오래 사용해서 매트리스가 푹 꺼져있으면 척추를 제대로 지지해주지 못하므로 아침에 오히려 피로가 더 쌓이는 경우가 많다.

평소 자세와 생활 습관도 중요하다. 컴퓨터를 자주 사용하는 사람이라면 모니터 높이를 눈높이에 위치하도록 모니터 받침대를 사용하고, 의자 높이도 조정하는 것이 필요하다. 오랜 시간 동안 한 자세를 유지하는 것은 당연히 통증을 악화시키므로 적어도 한 시간에 한 번은 일어나서 뒷목과 허리 스트레칭을 하는 것이 좋다. 스마트폰은 고개를 내려서 사용하지 말고, 팔을 들고 턱을 당겨서 바른 자세로 사용해야 한다.

스트레칭과 적절한 운동도 도움이 된다. 항강증으로 인해 고개가 전혀 돌아가지 않는다고 해서 한 자세로만 있다 보면 더욱더 증상이 심해질 수밖에 없다. 따라서 목에서 먼 부분인 발목, 허리, 어깨 순으로 스트레칭을 하며 혈액 순환이 원활해지도록 한다. 따뜻한 핫팩으로 목덜미를 이완시킨 뒤 가능한 부분까지 조금씩 목을 스트레칭하되, 통증이 느껴지기 직전까지만 시행하는 것이 좋다.

날이 추워지면 근육이 단축되고 경직되기 마련이다. 임상적으로 항강증은 겨울에 더 증가하는 양상을 보인다. 한의학에서는 뒷목을 통해 한기가 침입한다고 여기는데, 최근 체열 진단기를 통한 실험에서도 뒷목에 찬 수건을 둘렀을 때 족욕이나 등목보다 월등하게 체온이 내려가는 것으로 나타났다. 따라서 외출을 할 때는 목 주변의 보온을 신경 써서 체온이 내려가지 않도록 하는 것이 좋다. 또

자는 동안 방 안의 온도를 너무 춥지 않게 하는 것이 좋고, 외풍이 드는 경우 외풍을 막는 시공 등을 통해 적정 실내온도를 유지하도록 해야 한다.

자주 뒷목 근육이 뭉치는 사람에게는 모과생강차를 추천한다. 모과는 서근활락舒筋活絡, 거습지통祛濕止通 등의 효능을 지녀 긴장되고 뭉친 근육을 풀어주는 데에 좋다. 특유의 향 때문에 70~80년대 택시나 자가용에 방향제를 대신하던 과일이기도 한데, 개인적으로는 모과의 향이 운전자의 지친 근육을 풀어주는 역할도 하지 않았을까 생각한다. 실제로 모과는 앞서 언급했던 항강증을 치료하는 한약에도 대부분 포함되어 근육 경직을 완화하는 역할을 담당한다. 마트에서 쉽게 구할 수 있는 모과와 생강으로 모과생강청 만들기에 도전해보자. 모과와 생강을 잘 씻어 잘게 자른 후 모과 2, 설탕 2, 생강 1의 비율로 재어 유리병에 보관하면 된다. 쉽고 간단하지만 겨울철 면역력 증강과 근육 긴장을 완화하는 데 도움이 된다.

앞서 언급한 생활 관리 수칙들은 항강증뿐만 아니라 일자목이나 거북목, 긴장형 두통, 목 디스크 등 전반적인 경추 질환에 도움이 되는 방법들이기 때문에 꼭 기억하고 실천하면 경추 통증을 완화하는 데 많은 도움이 될 것이다.

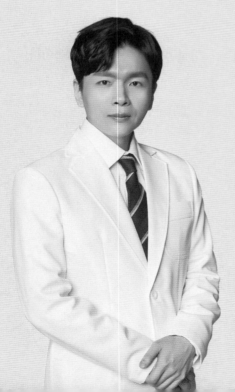

이정훈 **원 장**

원광대학교 한의학과 졸업

Graston Technique, Therawheel **자격 취득**

도침 근골격계 임상강좌 수료

면역약침학회 회원

한방비만학회 회원

척추신경추나의학회 회원

한의영상의학회 회원

한의영상의학회 초음파과정 수료

대한한방부인과학회 회원

전) 경근근막침(MPS)연구회 강의 임상강사

전) 스마일한의원 원장

현) 늘푸른한의원 대표원장

늘푸른한의원

주 소 경기도 부천시 소사로775 1층
전 화 032-671-1070
홈페이지 www.nprclinic.co.kr

허리 통증

어느 날 갑자기 이유 없이 찾아오는
허리 통증. 그 원인과 치료법은 무엇일까?

많은 사람이 허리에 통증이 생기면
디스크를 의심하는데 우리가 알아야 할 것은
허리 통증을 유발하는 원인은 생각보다
다양하다는 것이다. 한의학에서는
시간의 경과에 따라, 치료 예후에 따라
허리 통증의 감별이 이루어지며
그에 맞는 치료법으로 허리의 통증을 경감시킨다.
요통으로 고생하고 있는가?
그렇다면 참지 말고 한방으로 치료해보자.

갑자기 찾아오는 허리 통증, 어떤 질병일까?

살다 보면 한 번씩 허리가 아픈 경우가 있다. 허리 통증은 무거운 물건을 들다가 생기기도 하고 화장실에서 미끄러지면서 생기기도 한다. 또는 이유도 없이 아침에 눈을 뜨니 아파서 일어서기 힘들 때도 있다. 요통이 나타날 때 허리만 아픈 경우도 있고 허리뿐 아니라 다리까지 아픈 경우도 있다. 이러한 통증이 나타났을 때 가장 걱정하는 질병은 디스크이다. 많은 사람이 허리 통증으로 고생하고 있는 만큼, 여러 병원이 허리 전문이라는 타이틀을 걸고 등장하고 있으며 많은 환자가 허리 시술이나 수술을 짧은 시간에 결정한다. 그러나 생각보다 많은 환자들이 시술이나 수술이 아니라 일반적인 치료만으로도 쉽게 치료가 되곤 한다.

허리 통증으로 한의원을 찾아온 환자가 있었다. 세수 후 허리를 펼 때 삐끗하는 느낌이 들더니 오후에 허리가 끊어질 듯 아파 뜨거운 찜질을 하고 파스를 붙였고, 그럼에도 통증이 가시지 않아 내원한 것이었다. 한의원 오기 전에 어떤 치료를 했는지 물어보니 다른 병원에서 X-ray를 찍었더니 디스크 초기 증상이 보여 신경차단술을 받았으나 전혀 호전이 없다는 것이다. 허리치료를 하고 다음 날 찍었다는 X-ray를 보니 요추 4~5번의 간격이 조금 좁아져 있는 것 같지만 디스크 손상이나 추간판 탈출증상은 전혀 없었다. 그 환자는 이틀에 한 번씩 3번 정도 치료하며 통증이 줄어들었고, 처음과 비교해 통증이 거의 느껴지지 않는다고 했다. 이것이 바로 급성 요통의 전형적인 양상이다. 요통의 가장 흔한 형태임에도 불구하고 많은 환자들이 디스크로 오인해 하지 않아도 될 치료를 하는 경우가 대부분이다.

물론 갑자기 다리에 힘이 풀리거나 대소변을 보기 힘들 정도의 마비 증상이 있는 경우, 침대에 누워도 통증이 호전되지 않는 경우는 정밀한 검사가 필요하지만 이런 경우를 제외하고는 간단한 치료로 좋아지는 경우가 대부분이다. 그러면 이러한 허리 통증은 왜 생기는 걸까. 요통의 종류와 한의학적인 치료 방법에 대해 알아보자.

질환별 허리 통증의 원인과 치료, 관리법은 무엇일까?

일반적으로 요추 및 주위 구조물의 병변으로 인해 발생하는 허리 통증이나 다리 통증, 그리고 허리의 기능 이상을 통틀어 요통이라 한다. 허리 통증을 이해하기 위해 허리의 구조물을 알아보자. 허리의 구조물은 크게 나눠보면 요추, 천골, 미골이 있다. 우선 요추

허리의 구조

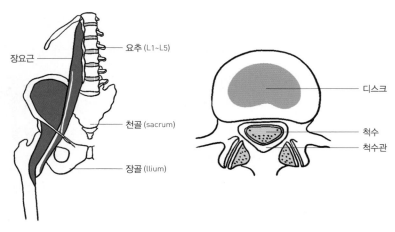

장요근

요추 (L1~L5)

천골 (sacrum)

장골 (Ilium)

디스크

척수

척수관

는 5개로 구성되어 있고 허리의 기둥 역할을 한다. 천골은 성인의 경우 5개의 천추가 유합하여, 1개의 천골이 된다. 마지막 미골은 개인차가 있지만, 평균 3~5개의 작은 미추가 하나로 유합된 것이다. 또 요추 사이에는 추간판이 있다. 추간판의 기능은 허리의 충격을 흡수하며, 척추운동을 도와주고 척추의 과다한 운동을 제한하는 역할을 하는데 수핵, 섬유륜, 연골성 종판(상하추체에 연결)으로 구성돼 있다. 인대는 전종인대, 후종인대, 황색인대, 횡돌간인대, 극간인대, 극상인대가 있고 그중 통증 감수기를 포함한 구조물은 전종인대, 후종인대, 횡돌간인대, 극상인대, 근육, 신경근, 관절면 등이 있다.

　우선 갑작스럽게 허리 가운데가 뻐근하게 아프다가 호전되는 급성 요통에 대해 알아보자. 급성 요통은 근육과 건(힘줄)의 염좌이며 자세 불량과 기계적인 자극이 원인이다. 급성 염좌는 한의학적으론 좌섬

어혈요통에 해당하고 증상으로는 척추 근육의 경직, 요추 전만의 감소, 척추의 기울어짐이 특징이다. 또한 통증 부위는 주로 국한성으로 나타나고 통증이 심하지만 기간은 오래가지 않는다. 급성 요통 초기의 경우 절대 안정을 하고 통증 발생 후 24~48시간 이내에는 냉찜질을 해야 한다. 초기에 온욕이나 핫팩을 사용하는 것은 오히려 통증을 증가시킬 수 있다. 염좌 발생 후 3일 정도 지난 후에는 온찜질이 효과적이며 허리의 압통점을 사혈하는 것과 양노혈, 중저혈, 후계혈을 치료하는 것이 좋다. 급성기가 지난 후에는 곤륜혈을 압박하는 것도 효과적이다. 누운 상태에서 24시간 통증이 없으면 활동을 시도하고 재발되지 않으면 충분한 활동을 점차 실시한다.

허리를 많이 쓰는 사람들이 겪는 만성 염좌는 한의학적으로 신허요통腎虛腰痛에 해당하며 자세불량, 비만, 근육허약, 임신, 근막염 등이 원인이 될 수 있다. 만성 염좌의 경우 객관적 소견은 거의 없고 주로 일(작업), 운동의 긴장과 관련된다. 완만한 통증이 특징이며 특별한 검사소견이 없다. 만성 염좌에는 허리강화 운동이 도움이 될 수 있다. 딱딱한 침대가 좋으며 동일한 자세를 오래 취하지 않도록 한다. 허리가 아프면서 엉덩이나 다리까지 아프기 시작하면 추간판 탈출증을 의심해볼 수 있다. 추간판 탈출증은 주로 20세 이후부터 추간판의 퇴행성 변화로 나타나기 시작한다. 심하면 균열이 나타나고, 압력이 가해지면 수핵이 탈출되어 신경근이나 주위의 통증감수기를 자극하여 요통이 발생한다. 주로 L5~S1에서 가장 많이 발생하는데, L5~S1 사이의 디스크는 뒤쪽으로 치우쳐져 있어 디스크가 조금만 탈출해도 뒤의 척추 구조물에 닿게 돼 있는 구조상의 특징 때문이다. 이때 심한 요통이 디스크가 침범된 위치인 요추분절에 나타나며 근육의 경직이 있는 곳에 압통점이 나타나고, 근육의 경직은 정상 요추만곡의 소실을 일으키며 요추의 운동성 제한과 방어적인 측만증을 유발한다. 또한 탈출된 수핵이 요신경 뿌리를 압박하여 좌골신경통을 유발하며 다리에는 이상 감각을 일으킨다. 때로는 근력 약화, 감각 장애나 발목반사의 감소 혹은 소실을 유발할 수 있다. 높은 위치에서 탈출이 생기면 슬개골반사가 소실되며 신경학적 장애는 탈출된 위치에 따라 다른 양상을 띤다. 수핵 탈출 부위가 크고 정중앙에 탈출 시에는 마미신경이 침범을 받게 되며, 배뇨 장애와 하반신 마비까지 나타날 때에는 응급수술이 필요할 수 있다.

추간판 탈출증과 착각하기 쉬운 질환으로 척추관 협착증이 있다. 척추관 협착증은 어떠한 원인에 의해서 중앙의 척추관, 신경근관, 추간공이 좁아져서 신경근의 허혈 상태를 일으키고 그로 인해 디스크가 신경근의 대사를 방해하며 신경근을 압박해서 요통이나 하지에 여러 가지 복합된 신경 증상을 일으키는 것을 말한다. 협착증은 주로 요추에서 볼 수 있으나 경추에서도 볼 수 있다. 협착증의 증상은 만성적인 요통이 있다. 주로 50세 이상에서는 하지로 방사통이 나타나며 둔한 통증과 마비감, 작열감, 냉감, 간헐성파행을 나타내지만 요추의 전굴로 통증이 경감된다. 협착증은 추간판 후면의 비대, 후관절의 골극 형성, 황색인대의 잠입, 추간판 탈출증 등이 원인이 될 수 있다. 증상으로는 애매한 요통, 아침 시간대에 나타나는 경직, 일시적인 운동신경의 마비감과 보행 시 일정 시간이 지나면 통증이 발생하는 신경병증성 파행이 있다. 협착증은 추간판 탈출증과는 다르게 허리를 앞으로 숙일 때보다 뒤로 젖힐 때 척추관이 더 좁아져 신경 자극이 더 심해지며 증상이 악화된다.

이러한 허리 질환이 처음 발생했을 때 대부분은 어떤 질환인지 몰라서 놀라기 쉽다. 허리 통증이 나타날 때 정확한 진단을 하려면 임상 증상과 MRI 같은 영상진단이 필요하다. 그러나 통증이 나타났다고 모두 고가의 MRI를 찍을 필요는 없으며 허리 통증의 감별은 시간의 경과에 따라, 치료 예후에 따라 판단할 수 있다. 일반적인 요추 염좌는 치료 후 2~3주 사이에 통증이 우하향으로 감소하면서 호전된다. 물론 염증기 초창기에는 통증이 늘어날 수도 있으나 점차 감소하는 게 특징이다. 그러나 신경근을 자극하는 추간판 탈출증이나 척추관 협착증은 통증이 감소하는 듯 하다가 엉덩이가 땅기거나 다리가 저리는 방사통이 나타나는 경우가 있다. 따라서 시간이 지날수록 허리와 하지부의 다양한 증상이 나타난다면 CT, MRI 등 영상 촬영을 고려해 볼 수 있다.

허리 수술을 꼭 해야 하는가?

많은 환자들이 허리 통증이 발생하고 잠시라도 일상생활에 불편을 겪으면 허리 수술을 고려하는 경우가 많다. 요즘은 실비보험의 가입이 많아져 병원에서 수술하는 경우가 많으나 허리 수술은 마지막에 고려되어야 할 수단이다. 최근에는 디스크 탈출증 환자군에 대하여 비수술적 치료를 하면서 수개월 후 MRI를 찍은 결과 탈출된 디스크의 상당 부분은 가만히 내버려 두어도 크기가 줄어들어 감쪽같이 없어지기도 한다는 연구가 많이 나오고 있다. 최근 연구에 의하면 험하게 튀어나온 것일수록 더 잘 줄어들고 탈출한 수핵의 크기가 줄기 전에 이미 통증은 호전되고 있는 경우가 많다. 허리 통증으로 수술을 요하는 경우는 3달 정도의 보존적 허리치료요법에 반응이 없는 경우, 신경학적 결함이 있는 경우, 디스크가 석회화된 경우, 다리가 끌리는 족하수가 있는 경우, 잠을 이룰 수 없을 정도의 통증이 있는 경우이다. 이런 경우를 제외하고 수술은 마지막에 고려해야 할 수단이지 우선적으로 선택해야 할 정답은 아니다.

한의학에서는 허리 통증을 어떻게 분류하고 치료하는가?

동의보감에서는 허리 통증을 10종 요통으로 나누어 설명하고 있다.

1. 신허요통腎虛腰痛

양방의 만성요천부 염좌, 골조송증, 퇴행성 관절염 등이 신허요통에 속한다고 볼 수 있으며 노화, 근육·건·인대의 퇴화, 원기부족이 원인이 될 수 있다. 신허요통은 십전대보탕이나 육미지황탕, 팔미지황탕 등의 보양 약물을 이용하여 치료한다.

2. 담음요통痰飮腰痛

담음요통은 양방의 근인대성 동통, 근섬유염에 해당한다. 순환이 안 되는 담음의 정체로 인해 발생하며 오적산, 궁하탕 등의 담음을 제거하는 약물을 사용한다.

3. 식적요통食積腰痛

식적요통은 소화기 문제로 인하여 흉추 T10, T11, T12 부위에 통증이 나타나는 것을 말한다. 비장, 위장, 대장의 소화기 질환으로 통증이 유발되며 평위산, 정전가미이진탕 등의 소화기 약물이 이용된다.

4. 좌섬요통挫閃腰痛

좌섬요통은 양방의 급성 염좌에 해당하며 무거운 것을 들다가 허리를 다치거나 낙상하는 등 외상에 의해서 발생한다. 근육 염좌에는 독활탕을 쓰며 인대 염좌에는 서근산을 사용한다.

5. 어혈요통瘀血腰痛

어혈요통은 양방의 급성근건 염좌에 해당하며 특정 부위에 통증이 나타나는 것이 특징이다. 어혈의 특징은 아침에는 통증이 줄어들고 밤에는 통증이 심해지며, 일정한 시간에 발병해 아픈 것이다.

어혈 제거 약인 당귀수산을 이용하며 도인, 소목, 홍화 등의 약제를
사용한다.

6. 풍요통風腰痛

풍요통은 허리 부위에 일정한 곳이 없이 여기저기 아프며 허리로
부터 발까지 켕기면서 뻣뻣하다. 삼소음, 오약순기산에 오공, 전충,
유향, 몰약 등의 진통 약물을 사용한다.

7. 한요통寒腰痛

한요통은 양방의 퇴행성 관절염(대개 노인성)에 해당하며 추운 새
벽에 통증이 심해지는 것이 특징이다. 허리가 시린 증상을 보이며,
따뜻하게 하면 나아지는 경향이 있다. 오적산에 오수유, 두충, 도인,
흑축 등의 약물을 사용하며 몸을 따뜻하게 하는 약물이 사용된다.

8. 습요통濕腰痛

습요통은 몸이 무겁고 허리가 뻣뻣하고 무거운 느낌이 든다. 장
마철이나 습한 날씨에 심해지며 소화기에 문제가 생길수록 심해진
다. 주로 통경산, 천궁계지탕, 이중탕 등의 습을 제거하는 약물을
사용한다.

9. 습열요통濕熱腰痛

습열요통은 평소에 기름진 음식이나 술을 많이 먹어서 몸에 습열

이 많이 쌓여 생긴다. 오랫동안 앉아 있는데 소화기와 순환이 안 될 때 생기며 습열로 인해 설사를 많이 하고 과음하면 심해진다.

10. 기요통氣腰痛

기요통은 정신과적 스트레스와 갱년기 증후군 등의 원인에 의해 나타나며 심혈이 부족하여 심장에 열이 뜨는 경우에 나타난다. 여성들의 생리 전후에 나타나는 요통도 기요통에 해당하며 정신과적 스트레스를 줄여주는 약물을 사용한다.

허리 디스크의 특징을 알면 허리를 보호할 수 있을까?

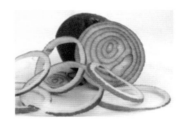

허리의 디스크는 허리뼈 사이에 서 위아래 충격을 흡수해주는 구조물이다. 허리뼈의 위아래 충격을 줄여주기 위해 물렁물렁한 젤리 같은 모양을 하고 있다. 디스크의 단면을 보면 가운데 수핵이 있고 수핵을 섬유륜이 감싸고 있다. 이 섬유륜은 양파껍질처럼 수핵을 감싸고 있는데, 이는 위아래의 충격을 흡수하기 좋은 구조다.

디스크는 척추뼈 앞쪽에서 굽히는 힘을 가하면 디스크가 뒤쪽으로 나와 신경근을 압박하며 디스크 자체를 손상시킬 수 있는 특징

디스크의 구조

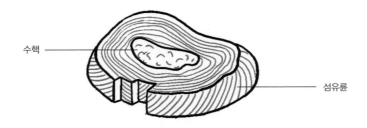

수핵

섬유륜

이 있다. 예를 들면 다리를 편 채로 바닥에 떨어진 것을 줍기 위해서 허리를 굽히는 것은 디스크를 손상시킬 수 있는 대표적인 동작이다. 게다가 디스크 섬유륜은 양파껍질 같은 모양이어서 양파의 위아래를 잡고 반대로 돌리면 양파가 순식간에 부서지는 것처럼 디스크를 좌우 반대로 돌리게 되면 디스크 손상이 심해진다. 즉 허리의 스트레칭을 위해서 허리를 좌우로 돌리며 상반신과 하반신이 반대 방향으로 향하게 하는 동작은 허리 손상을 줄 수 있다. 건강한 디스크는 처음에는 수핵이나 섬유륜이 손상을 입어도 비교적 빨리 자연적으로 회복되곤 하지만 한두 번 손상을 받은 경험이 있는 디스크는 손상이 반복될수록 회복되는 기간도 길어지고 통증의 정도도 매우 심해지는 경향이 있다. 디스크 손상으로 인한 요통을 처음 경험하는 환자의 경우 디스크 탈출이 처음인 경우도 꽤 있지만, 디스크를 손상시킬 수 있는 행동이 반복되면 디스크 내장증이 생기고 심해지면 만성적인 디스크 탈출증이 발생할 수 있다.

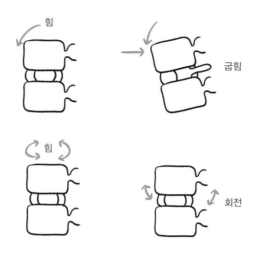

요추의 움직임에 따른 디스크의 변화

힘

굽힘

힘

회전

내 허리 통증은 협착증일까? 추간판 탈출증일까?

허리 통증의 대표적인 질환은 추간판 탈출증과 협착증이다. 두 질환은 허리 통증이 나타남과 동시에 엉덩이, 다리 쪽에도 통증을 유발하는 방사통이 나타난다는 공통점 외에는 전혀 다른 질환이지만 많은 환자들이 혼동하곤 한다. X-ray 촬영상 요추의 간격이 좁아져 있으면 추간판 탈출증이고 거의 붙어있으면 협착증이라고 오해를 하는 사람도 많다. 그러나 X-ray로는 요추의 퇴행성 변화나 요추의 배열 골절 여부 등을 판별할 수 있을 뿐 협착증이나 추간판 탈출증을 정확히 감별할 수는 없다. 허리 통증의 진단과정은 우선

X-ray로 허리뼈의 배열과 간격을 보고 환자의 임상 증상을 확인한 후 CT, MRI 등의 정밀한 영상으로 질병을 확인하는 것이 일반적이다. 추간판 탈출증은 파열되거나 미끄러져 나온 추간판이 척수나 신경근이 있는 쪽으로 밀려 나와 통증을 유발하는 질환이고 협착증은 척수가 지나가는 척수관이 좁아지면서 신경 증상이 나타나는 질환이다. 디스크의 증상은 허리를 굽히면 디스크가 허리 뒤쪽 신경근 쪽으로 밀리기 때문에 통증이 심해진다. 반면 수면 중에는 디스크가 뒤로 밀리지 않고, 아침에는 디스크가 뒤로 밀리는 영향을 덜 받아 통증이 줄어든다.

협착증은 허리를 굽히면 척수관이 지나가는 통로가 넓어지기 때문에 덜 아프다. 유착성 질환이므로 오랜 시간 움직이지 않으면 혈액 순환이 줄어들어 아침에 통증이 심하고 움직이면 통증이 완화된다. 그리고 협착증은 보행 중 허리나 다리에 통증이 올 때 허리를 굽히면 통증이 완화되는 신경 행성 파행이 특징이다. 보통 추간판 탈출증은 젊은층과 노년층에 두루 나타나는 반면 협착증은 퇴행성 병변이므로 주로 중장년층 이후에 나타나는 특징이 있다. 20~30대에 신경근 증상이 나타났다면 추간판 탈출증이 나타나는 경향이 있고 40대 이후에 신경근 증상이 나타났다면 척추관 협착증의 증상이 나타나곤 한다. 그러나 척추관 협착증은 퇴행성 병변이므로 단독으로 나타나진 않는다. 척추관의 협착과 함께 인대의 비후, 퇴행성 변화가 나타나며 디스크의 퇴행성 병변으로 인해 추간판 탈출증도 같이 나타나곤 한다. 그래서 척추관 협착증 증상이 나타날 때는 척추

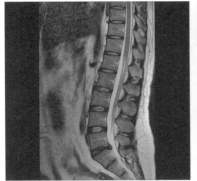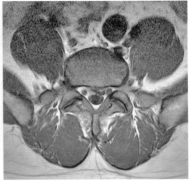

30대 초반의 허리사진: L5~S1의 디스크 증상이 단독으로 나타난다.

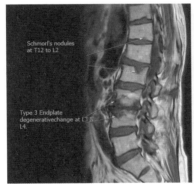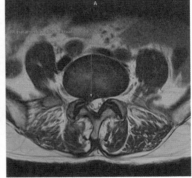

60대의 허리사진 : 추간판 탈출증과 협착증 외에 여러 퇴행성 병변이 동시에 나타난다.

관 협착증의 단독 증상뿐 아니라 추간판 탈출증의 증상, 후관절 증후군 등의 퇴행성 병변이 같이 나타나므로 여러 질환을 같이 볼 필요가 있다. 일반적으로 디스크와 협착의 증상이 같이 나타나는 경우도 있는데 이런 경우는 허리를 굽혀도 뒤로 젖혀도 신경근의 자극 증상이 나타나는 경우가 많다. 이런 질환이 동시에 나타나는 경

디스크와 협착증의 차이점

	디스크	협착증
허리를 숙였을 때	숙이는 것이 힘들다	- 구부리면 편하거나 통증이 없다 - 심한 경우 앞으로 숙이고 걷는 것이 편하다
다리를 들었을 때	요통, 하지 방사통	통증 없음
신경증상	신경증상이 뚜렷하다	- 증상이 뚜렷하지 않고 엉덩이 쪽으로 통증이 전이된다 - 다리가 시리고 저리다

우 가장 시급한 증상부터 해결하여 급한 불을 끄고, 다음 질환을 치료하는 것이 효과적이다.

허리에 좋은 동작과 나쁜 동작은 무엇일까?

예전에는 의사들이 요추 전만이 해롭다고 알고 있었다. MRI 같은 검사 기계도 없고 다양한 생체 역학적 실험도 부재했던 당시에는 대부분 허리 뒤에 있는 근육(척추주변근)이 뭉쳐서 허리가 뻣뻣해지고 요추 전만이 심해져 허리가 아파진다고 생각했다. 따라서 허리를 구부려 요추 전만을 없애고 허리 근육을 풀어야 한다고 생각했고, 허리를 강화시키는 운동으로 윗몸일으키기가 장려되었다. 그러나 허리를 구부리는 동작은 디스크를 뒤로 밀어 허리를 더 손상시킬 수 있다. 최근 연구에 의하면 허리를 회복시키는 좋은 동작은

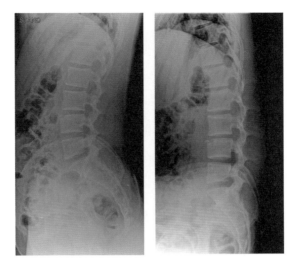

요추 전만·후만에 따른 X-ray상 허리의 변화

요추를 전만시키는 C자형 커브를 만드는 것이며, 이러한 자세가 허리를 튼튼하게 하는 것이라는 논문들이 나오고 있다. C자형 커브는 요추 디스크 속의 수핵을 앞쪽으로 이동시키며 디스크의 섬유륜을 두껍고 튼튼하게 만든다. 게다가 요추가 전만되면 디스크가 안정된 상태에 있고 후방 관절이 서로 잘 맞물리게 되어 건강한 허리의 커브를 만들 수 있으므로 좋은 허리를 만드는 기본원칙은 허리의 전만 커브를 만드는 것이다.

위의 왼쪽 사진이 허리의 전만 커브를 만든 자세인데 디스크의 압력이 골고루 퍼져 수핵이 뒤로 밀리지 않는다. 오른쪽 사진은 디스크 앞쪽에 압력이 가해진 상태인데, 수핵이 뒤로 밀리며 신경근을 눌러 디스크가 손상되고 통증이 나타날 수 있다.

최근 진행된 연구에서는 허리에 좋은 운동이라고 여겨졌던 운동들이 오히려 허리에 안 좋은 운동으로 바뀌었다. 허리에 안 좋은 운동으로 바뀐 대표적인 운동이 허리를 굽히는 윗몸일으키기이다. 윗몸일으키기는 복근을 강화하고 식스팩을 만들기는 좋지만, 허리 디스크를 더 손상시키는 운동이다. 또한 누워서 다리 들었다 내렸다 하는 동작 역시 허리를 망가트리는 운동 중 하나이다. 주부들이 TV를 시청할 때 자주 하는 이 운동은 운동 이후 약한 통증이 나타나는데 이 통증은 시원한 것이 아니라 디스크가 손상되는 신호이다. 또한 엎드렸다가 상체를 뒤로 젖히는 동작은 고관절의 신전근과 허리 근육을 키우는 데 매우 훌륭한 운동일 수 있으나 허리가 아픈 사람, 과거에 요통이 있던 사람은 한두 번의 동작으로 디스크에 손상을 줄 수 있는 운동이므로 정확한 자세로 하는 것이 중요하다.

허리를 앞으로 숙이는 스트레칭도 한때 국민 허리운동이었지만 잘못된 믿음에 근거한 나쁜 운동이다. 허리 근육이 이완되니 잠시 허리가 편해진다는 느낌이 들뿐 자주 할수록 디스크가 망가진다. 이러한 동작은 허리 유연성에 도움을 주지만, 중년 이후 요통 환자에게는 권하지 말아야 할 운동 중 하나이다. 예를 들면 한쪽 다리 혹은 양쪽 다리 당겨 배에 붙이기, 배와 다리를 붙인 채 고개 구부리기, 의자에 앉아 허리 앞으로 구부리기, 꿇어앉아 허리 앞으로 구부리기, 허리 구부려 고양이 등 만들기도 허리에 좋지 않은 동작이다.

허리에 좋은 동작은 서서 하는 맥켄지 신전 운동이다. 방법은 발

허리에 좋은 운동과 나쁜 운동

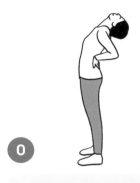

O
- 허리를 뒤로 펴는 동작
- 가슴을 활짝 펴고 허리의 전만을 유지

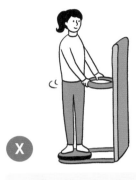

X
- 허리를 굽히거나 회전시키는 동작
- 앉아있는 상태에서 몸통 돌리기

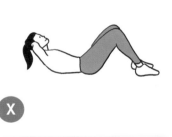

X
- 윗몸일으키기
- 등을 세우처럼 굽히지 않기

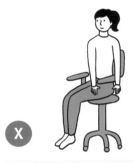

X
- 허리 돌리기
- 허리를 빨래 짜듯이 반대로 돌리지 않기

을 어깨 너비보다 좀 넓게 벌린다. 그리고 양손을 허리에 대고 코로 숨을 들이쉬면서 허리를 뒤로 젖힌 후 숨을 참고 5~10초간 유지한다. 이 동작은 손상된 디스크를 빨리 아물게 하며 급성 요통, 만성 요통의 치료, 요통의 예방에 효과적이다. 이 동작을 할 때 주의점은 연세 드신 분들은 뒤로 넘어질 수 있으므로 침대를 뒤에 놓고 하는 게 좋다. 이 운동을 하면서 허리를 뒤로 젖힐 때 엉덩이나 다리가 땅기는 증상이 있으면 좌골신경통이므로 전문의에게 진료를 의뢰하는 게 좋다.

그리고 평소 생활에 요추 전만을 유지하는 방법이 있다. 편안히 서서 허리에 통증을 유발하지 않는 범위에서 허리를 약간 뒤로 젖혀 요추 전만 자세를 취한다. 그리고 가슴을 활짝 펴고 양 손가락으로 배를 살짝 누른 채 요추 전만을 유지한다. 단 이런 신전 운동을 할 때 아픈 경우가 있는데 신전 운동 시 허리 깊은 곳에서 뻐근하게 느껴지는 통증은 수핵이 앞으로 이동하면서 찢어진 후방 섬유륜과 서로 닿으면서 생기는 통증이다. 이는 신전 운동이 효과를 보는 과정에서 발생하는 통증이므로 어느 정도까지는 참으면서 운동을 해야 한다. 그러나 신전 운동 시 한쪽 엉덩이, 허벅지, 하퇴까지 뻗어나가는 통증은 후방 섬유륜이 염증이 생긴 신경 뿌리를 건드려서 생기는 통증이다. 즉 신전 운동으로 좌골신경통이 더 심해지는 경우는 통증을 참으면서 운동을 하는 것이 증상을 악화시킬 수 있다. 또한 신전 운동 시 허리 양측이나 한쪽, 피부 근처에서 느껴지는 시큰한 통증은 신전 운동에 의해 후방 관절에 압력이 걸리면서 생기는 후방 관절증 통증이다. 후방 관절증이 동반된 요통은 후방 관절에 압력이 가해지지 않을 정도로 조절하면서 운동을 하는 것이 중요하다.

허리 디스크의 한방 치료는 무엇인가?

한의학에서는 허리의 통증 부위별로 경락을 나누며, 이학적 검사 상 통증이 나타나는 부위별로 진단을 하고 해당 경락을 치료한다. 허리 디스크로 인한 주요 통증은 주로 하지부에 나타나는데 이러한 통증은 경락 진단을 통하여 정확한 진단을 하고 한방 치료를 한다 면 기대 이상의 효과를 볼 수 있다. 특히 여러 가지 이학적 검사를 통해 경락과의 관계를 확인할 수 있다. 하지직거상 검사 시 양성 반 응이 있다면 경락상 방광膀胱 경락과 관련이 있다고 할 수 있고, 요 추신경근 압박 검사 시 양성 반응이 있다면 경락상 담膽 경락과 관 련이 있다고 할 수 있다. 앉았다 일어설 때 혹은 가만히 앉아 있을 때에도 통증이 있는 경우라면 이는 경락 유주상 신腎 경락과 관련이 있다고 할 수 있다.

허리 MRI, X-ray, CT에 병변 부위를 확인하고 허리의 인대 연 부조직의 유착된 부위를 제거하는 도침 요법도 허리 통증에 효과적 인 치료 방법이다. 요추의 간격이 좁아졌을 때는 도침 치료로 좁아 진 간격을 넓히고 튀어나온 디스크를 제거하는 치료를 한다. 또한 추나요법으로 단축된 근육과 간격을 넓히고 틀어진 체형을 교정하 는 치료를 하면 좋은 효과를 볼 수 있다. 도침 치료와 추나로 허리 의 정렬을 바르게 한 뒤에 감압 치료로 허리의 간격을 유지하는 치 료를 하면 더욱 효과적이다.

그리고 한의학적 요통 감별을 한 뒤에 한약으로 치료하는 방법도

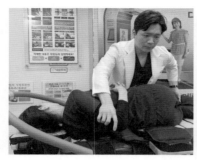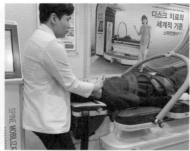

추나 치료

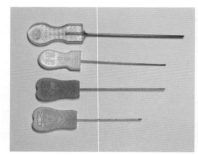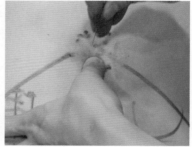

도침과 도침 치료

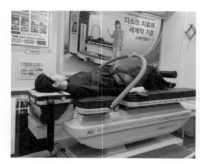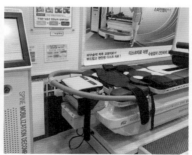

허리 감압 치료

효과적이다. 예를 들면 신허요통엔 육미지황원, 좌귀환, 우귀환을 감별해서 사용하고 담음요통에는 오적산과 궁하탕을 사용한다. 식적요통에는 정전가미이진탕, 향사육군자탕 등 소화기계 처방을 사용한다. 좌섬요통에는 독활탕, 안신환, 서근탕 등의 급성 통증 처방을 사용한다. 어혈요통에는 사물탕, 오적산에 도인, 소목, 홍화 등 어혈을 제거하는 약물을 가하여 사용한다. 풍요통에는 오약순기산류를 사용하며 한요통은 몸을 따뜻하게 해주는 오적산에 도인, 두충, 오수유와 같은 몸을 따뜻하게 데워주는 약물을 사용한다. 습요통은 습열을 제거하는 약물인 통경산과 창출, 부자 등을 이용하며 기요통에는 침향강기탕, 행기탕에 향부자, 후박 등을 가감하여 사용한다.

안지명 원장

- 혈액한의학회 정회원
- 한방피부과학회 정회원
- 대한약침학회 정회원
- 대한한방신경과학회 정회원
- 한의 기능영양학회 정회원
- 토마티스 전문가 과정
- 전) 경북 고령군 군립요양병원 한방과장
- 현) 설명한의원 구미본점 원장

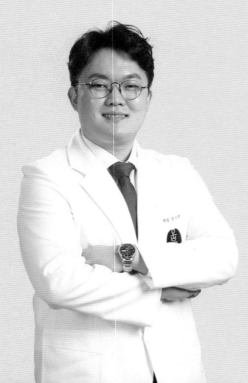

설명한의원 구미본점

주 소 경북 구미시 형곡서로 76-7
전 화 054-716-2061

오래 걸으며 건강을 유지하려면

무릎 관절 질환

/

앉아있을 때 조차 편히 쉴 수 없는 무릎 관절.
항상 위험에 노출돼있는 무릎을 지켜야 한다!

좌식생활을 하는 한국인에게 있어
가장 취약한 관절을 꼽으라고 하면
무릎을 꼽을 수 있다.
무릎 관절은 나이가 들면
자연히 퇴화할 수밖에 없지만
너무 많이 굽혀도 또 너무
많이 펴도 문제가 생길 수 있는데.
계단을 오르내릴 때 생기는 통증,
무릎을 굽히면 생기는 통증 등
같은 무릎 질환이라도 통증의 양상은 천차만별!
한의학에서는 무릎 건강을
지키기 위해 어떤 처방을 내릴까?
무릎의 각 부위별 손상에 따른 증상의 구분과
한의학적인 치료 방법에 대해 알아보자.

일상생활 속 무릎 시큰거림, 어떤 질병인가?

우리가 흔히 알고 있는 '퇴행성 슬관절염'일 가능성이 높은데 퇴행성 슬관절염은 무릎 관절 질환 중 가장 흔한 병이며 무릎의 연골이 닳으면서 생기는 질환이다. 주로 여성과 비만, 노인 환자층에서 빈번하게 나타난다.

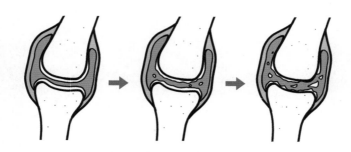

퇴행성 슬관절염의 단계

연골과 관절 주변 조직이 닳으면서
마지막에는 뾰족뾰족한 부유물질이 생긴다.

퇴행성 슬관절염(연골 손상)의
단계는 어떻게 나누어지는가?

- 1단계: 몸의 하중이 골고루 분산되지 않으면서 특정 부위 무릎에 하중이 집중되고, 연골이 힘을 받으면서 부드러운 부분이 점차 닳아 없어지며, 연골 조직이 작게 부서지면서 관절에 남아 있게 된다.
- 2단계: 닳은 연골을 보완하기 위해 관절극이 생기고(돌기처럼 뼈가 튀어나옴) 움직일 때마다 아프다.
- 3단계: 연골이 점차 얇아지면서 뼈와 뼈가 직접 부딪치게 된다. 이때 몸에서 자정작용으로 윤활액이 나오게 되는데 그 양이 많아지면서 무릎이 퉁퉁 붓는다.

퇴행성 슬관절염의 증상은?

초기에는 가끔 무릎 부위에 통증이 있고 마찰음이 난다. 이때는 휴식을 취하면 통증과 증상이 사라지게 된다. 퇴행성 슬관절염은 점차 진행이 되면서 아래와 같은 증상이 나타난다.

1. 계단을 오르내릴 때 시큰거리면서 아프다.
2. 앉았다 일어서는 동작 시 무릎뼈가 부딪히는 소리가 크게 난다.

3. 무릎에 부기가 생기면서 굽히는 동작이 힘들어진다.
4. 무릎만 관절이 커지고, 허벅지와 종아리 근육이 가늘어지는 학다리 모양이 된다.

퇴행성 관절염은 연골이 닳아서 통증이 발생할까?

아니다. 연골에는 혈관과 신경이 없다. 따라서 통증을 느낄 수가 없다. 연골이 쿠션 역할을 제대로 해주지 못해서 뼈에 있는 골막에 문제가 생기며 통증이 나타나는 것이다. 결국 염증을 유발하는 것이기에 염증이 생기지 않게 하고 이미 생긴 염증을 없앨 필요가 있다. 치료 또한 그에 준하게 시행하면 무릎의 연골은 손상된 채로 있더라도 통증을 없앨 수 있다.

퇴행성 슬관절염은 수술을 해야 나을까?

퇴행성 관절염의 정도는 1~4기로 나눌 수 있다. 무릎의 연골이 완전히 닳아서 거동이 불편한 정도인 4기를 제외하면 1~3기의 증상은 수술 외 방법으로 치료를 하는 것이 좋다. 무릎 인공관절의 수명은 길게 봤을 때 15년이며 보통은 10년 정도 유효하다. 그 후 다시 통증이 생기면 재수술을 하거나 혹은 더 이상의 치료가 불가할 수도 있다. 또한 무분별한 인공관절 수술은 여러 부작용이 있을 수 있으며 사람마다 호전의 반응이 달라서 수술 후에 불편함을 호소하는 경우도 상당히 많다. 양쪽 다리를 모두 수술하고서 통증이 없어지지 않아 한의원을 찾는 환자들도 많다. 따라서 일단은 본인의 관절을 보존하는 범위 안에서 할 수 있는 치료에 최선을 다한 후에 최후의 보루로 수술을 생각해보는 것이 좋다.

무릎 연골 주사는 실제로 무릎을 재생시킬까?

연골 주사의 주성분은 하이히알인데 보통 피부에 좋은 주사로 많이 쓰인다. 따라서 연골 주사라고 불리고는 있지만, 이 주사의 성분이 실제로 연골을 재생시키지는 않는다. 뻑뻑해진 무릎 관절에 기름칠을 해서 부드럽게 만들어 준다고 이해하는 것이 좋다. 연골이 손상된 경우 기름칠을 해주면 연골이 닳는 속도를 늦출 수 있지만, 연골이 재생되는 것은 아니기에 주사를 맞은 후 무릎을 아껴주는 것이 더욱 중요하다.

퇴행성 슬관절염의 한의학적 치료는?

퇴행성 슬관절염의 한의학적 치료는 복합적으로 시행되고 있다.

1. 침, 뜸 치료

연골이 닳으면서 뼈가 골극을 형성하게 되면 주변의 무릎 근육과
인대 조직도 같이 손상을 입게 된다. 이럴 때 침 치료와 뜸 치료를
병행해서 무릎 관절 내의 혈액 순환을 높이고 인대와 근육을 강화
하는 혈 자리를 이용해 치료한다면 관절염의 증상 진행을 막을 수
있으며 통증 또한 완화시킬 수 있다.

2. 약침 치료

연골이 실질적으로 손상되었기 때문에 약침을 통해 연골 재생에
도움이 되는 성분을 직접 연골 주변부에 주사하고 관절 내에 생긴
염증을 제거해주면 연골 재생과 더불어 통증 완화의 효과를 볼 수
있다.

약침의 종류는 관절 상황에 따라 굉장히 다양하며 녹용과 산삼,
우슬, 오가피 등 연골 성분을 보강해줄 수 있는 약침이 있고, 봉 약
침과 황련 약침 등은 무릎관절의 염증을 제거해주는 역할을 한다.
그 외에도 부기를 빼주는 약침, 근육을 강화하는 약침 등 환자의 상
황에 맞는 약침을 선택하여 치료한다면 굉장히 큰 효과를 보는 경
우가 많다.

3. 한약 치료

약침이 직접적으로 약을 뿌려 연골을 재생시키는 치료라면, 한약은 지속적인 복용을 통해서 무릎관절의 강화와 연골 재생, 그리고 염증 제거까지 토탈 케어를 할 수 있는 치료법이다. 한방에서는 퇴행성 관절염의 말기 증상을 '학슬풍'이라고 하는데 이는 대방풍탕 등의 한약으로 수백 년간 치료했고 그에 관해 많은 임상 데이터를 보유하고 있다. 한약재로는 우슬, 방풍, 두충, 오가피 등의 약재가 연골 재생에 뛰어난 효과를 보이며, 황련, 마황 등의 약재가 염증 제거에 효과를 보인다.

무릎은 우리의 수많은 인체 조직 중 하나의 관절에 해당하기 때문에 타박상 등의 손상을 제외하면 다른 기관들과 연결되어 아픈 경우가 많다. 예를 들어 허리에 디스크 탈출이 있는 경우 불편한 자세를 오래 유지하면 골반이 틀어지게 되고 틀어진 골반 때문에 무릎 한쪽에 무리가 와서 관절이 손상되는 경우가 있다. 이런 경우는 허리 근육을 강화시키고 디스크 탈출로 인한 염증이 신경을 건드리는 것을 막는 한약을 같이 써주면 도움이 된다. 또 당뇨병이 있는 경우 무릎에 부종이 자주 생기고 관절이 약해지는 것을 볼 수 있는데 이때 무릎만 치료하면 부종이 재발하는 경우가 많다. 따라서 당뇨에 도움이 되는 한약 처방과 생활 습관 교정 등을 동반하여 무릎을 치료하면 부종이 재발하지 않고 무릎이 좋아지는 것을 볼 수 있다. 즉 인체 전반에 걸친 종합적인 진단을 통하여 어느 부분이 무릎 관절에 영향을 주고 있는지를 파악하고, 그에 해당하는 한약으로 치료해주면 순간의 통증 완화를 떠나 재발없이 좋아진 무릎 관절을 가질 수 있다.

4. 추나 치료

무릎에 퇴행성 질환이 진행되는 경우 관절이 비후되고 주변 근육이 위축되며 다리와 골반의 구조가 틀어지는 경우가 있다. 쉽게 말해 O자형 다리로 진행이 되는데, 이는 무릎의 특정 부위에만 하중이 집중되게 만들어서 관절의 퇴행을 더욱 가속화한다. 이런 경우 추나 치료를 통해 골반과 고관절, 슬관절의 균형을 맞추는 교정을 하면 무릎의 퇴행성 진행이 멈추고 증상 또한 완화되는 경우가 많다. 또 턱관절의 부정교합이 척추 전체를 틀어지게 만들고, 틀어진 척추로 인해 무릎이 한쪽으로 하중을 받게 되면서 나빠지는 경우도 심심치 않게 볼 수 있다. 이런 경우는 턱관절 교정과 더불어 틀어진 골반을 추나를 통해 교정해야만 완벽한 무릎 치료에 이를 수 있다.

5. 전기 자극 치료

침 치료를 통해 무릎 관절강 내에 자극을 준 뒤, 조금 더 강력한 자극을 신체 전기 신호에 맞춰 주게 되면 무릎 관절 내의 활성도가 높아지고 재생력 또한 올라가게 된다. 침에 전기 자극을 줄 수 있는 전침을 연결하는 것인데, 근육과 인대를 강화하고 싶다면 낮은 주파수로, 혈액 순환을 높이고 뭉친 근육을 풀어주고 싶다면 높은 주파수로 전기 자극을 주면 침 치료의 효과가 더욱 배가 돼 더 큰 무

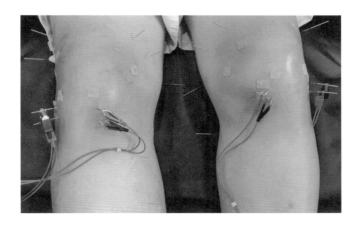

퇴행성 관절로 인해 부은 무릎과 관절 내부로 전기 자극을 주어 치료하는 모습

릎 관절 치료 효과를 볼 수 있다.

6. 매선 치료

매선 치료는 녹는 실을 근육이나 인대의 내부에 심는 치료법이다. 침은 맞는 순간 혈액 순환력을 올리고 자침된 부위의 근육과 인대를 강화한다면, 매선 치료는 실을 심어서 근육과 인대를 3개월 가까이 지속해서 강화시켜주기 때문에 효과 면에서 매우 강력한 치료법이다.

운동하다가 무릎을 다쳤을 때
어떤 부분이 손상됐는지 알 수 있을까?

축구나 스키 등 과격한 운동 과정에서 무리한 관절 움직임이나
접촉성 손상이 일어나서 무릎을 다친 경우는 대부분 인대 손상에
해당한다.

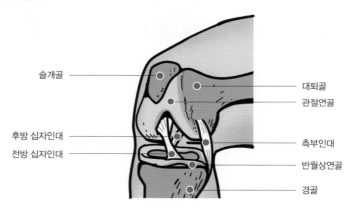

1. 전방 십자인대 손상

전방 십자인대는 무릎 관절 내에서 가장 흔하게 손상되는 인대로
여성의 경우 전방 십자인대의 강도가 약해서 남자보다 4~8배 가까
이 손상률이 높다고 한다.

- **증상** 경사진 길 또는 고르지 못한 길을 걷기가 힘들어지고, 부
  종이 나타나며 지속적으로 무릎의 불안정성을 느끼게 된다. 무

릎에 힘을 제대로 가하지 못하는 상태가 지속되면서 대퇴근 또
는 종아리 근육의 위축이 나타난다.

- **치료법** 전방 십자인대 손상은 자연적으로 회복되는 경우가 드
물어 대부분의 경우 수술 치료를 하게 되는데 수술 후 재활이
가장 중요하다. 또 무릎이 과신전 되지 않게 하는 것도 중요하
지만 무릎이 다 펴지지 않은 채로 굳는 상황을 막아야 한다. 이
때 침 치료와 뜸 치료, 약침 치료가 빠르고 안전한 무릎 재활
치료에 도움을 줄 수 있다.

2. 후방 십자인대 손상

무릎을 굽힌 채로 손상되는 경우 나타난다. 예를 들어 오토바이
를 타고 있는 도중에 무릎 충돌이나 무릎을 굽힌 채로 낙하하는 경
우 손상이 일어난다. 후방 십자인대의 경우 단독으로 손상되는 경
우는 거의 없고 주변의 조직과 함께 손상된다.

- **치료법** 전방 십자인대와는 달리 비수술 치료를 하는 경우가 많
다. 진단 결과 다른 조직에 큰 손상이 없고 불안정성이 적은 경
우는 체중의 부하를 줄이면서 인대를 보호한 뒤 점차 운동을
하면서 인대를 강화하는 치료법을 사용한다. 이때 침 치료와
뜸 치료, 약침 치료로 후방 십자인대의 직접적인 강화와 주변
의 관절낭과 인대, 근육 등의 상태 호전을 도모하여 빠르고 안
전하게 치료를 마무리하는 데 도움을 줄 수 있다.

3. 내측 인대 손상

가장 흔하게 나타나는 무릎 인대 손상으로 무릎 내측의 굵은 인대가 손상돼 비후되는 경우다. 내측 측부 인대 손상의 경우 대부분 수술을 하지 않고 체중 부하 금지, 재활 치료, 한방 치료를 통해 치료하며, 한방 치료율이 높은 질환 중 하나이다. 인대는 혈관조직이 없는 조직으로 스스로 재생하는 속도가 매우 더딘 편에 속한다. 이때 침 치료, 뜸 치료, 약침 치료 등의 방법으로 인대에 직접 자극을 주게 되면 혈관이 없어 재생이 힘들던 무릎 조직에 면역 물질의 순환이 생기게 되고 이로 인해 자가 재생 속도와 효율이 급격히 상승하여 치료에 큰 도움을 줄 수 있다.

무릎 뒤 오금 쪽이 볼록하게 붓는 이유는?

오금이 붓는 것은 베이커 낭종, 슬와 낭종이라고 하는 질환이다.

1. 슬와 낭종 자가 진단 체크 포인트
☐ 40대 이상의 중년층이다.
☐ 무릎 내측 슬와부에 볼록한 혹이 생긴다.
☐ 혹이 커졌다 줄어드는 것을 반복한다.
☐ 혹이 커지면서 통증이 극심해진다.

2. 슬와 낭종의 원인 및 증상

슬와 낭종은 관절을 부드럽게 하는 관절액이 관절을 둘러싼 외막을 뚫고 나와 유출되면서 생기는 물혹과 비슷한 낭종을 말한다. 퇴행성 관절 질환이 있는 경우나 젊은 사람이 연골판에 손상을 입은 경우에 흔히 나타나고, 류머티즘 관절염 환자의 경우 슬와 낭종의 크기가 더 커지는 경향이 있다. 따라서 슬와 낭종 자체보다 그와 연관된 관절 질환이 있는지 먼저 살피는 것이 중요하다. 낭종이 커지다가 터지는 경우 발목 부위에 원인 모를 멍이 들어 있는 경우도 있다.

3. 치료 방법

– 혹이 크지 않고 물렁물렁한 경우

특별한 치료가 필요하지 않고, 무릎에 부하를 주지 않도록 다리를 베개 높이로 올린 자세로 푹 쉬면 관절액이 원위치로 회복되면서 낭종이 줄어든다.

– 혹이 크고 딱딱하며 무릎의 통증이 심한 경우

낭종 자체가 무릎 내의 조직과 혈, 인대에 자극을 주어 증상이 악화될 수 있으므로 일단은 주사기를 이용해서 관절액을 빼내 관절 내 압박을 줄여준다. 그 후 낭종이 생기게 된 원인 질환을 찾아서 해결하는 치료법을 이용한다. 베이커 낭종은 대부분 퇴행성 관절염이나 류머티즘 관절염을 갖고 있을 때 생기는 경우가 많으므로 퇴행성 관절염, 류머티즘 관절염에 해당하는 적절한 치료를 병행해야 한다. 치료하는 동안에는 무릎에 무리가 가지 않는 휴식을 취해 주는 것이 좋다.

4. 한의학에서 보는 베이커 낭종

한의학에서 베이커 낭종은 '역절풍' 혹은 '각기'라는 병명으로 본다. 두 개념 모두 풍한습과 수습의 병인으로 인한 무릎 관절 내 염증과 부기를 원인으로 보고 그에 대한 치료를 하게 된다. 침, 약침, 추나 치료, 전기 자극 치료를 사용하여 무릎 내 원인 질환을 해결해 주면 낭종이 사그라들고 재발을 막을 수 있다.

무릎 관절에 가장 안 좋은 자세는 무엇일까?

일명 '양반다리'라고 불리는 자세이다. 우리 무릎관절의 움직임은 굴곡과 신전이 있는데, 굴곡의 운동 범위가 기준 이상을 넘어서면 뼈와 뼈가 많이 부딪히면서 무릎 관절 내부의 상태가 악화된다. 양반다리 자세는 무릎의 기준 이상 굴곡을 지속하는 자세이기 때문에 바닥보다는 의자에 앉는 습관이 중요하다. 또 무릎에 무리를 주는 자세로 쪼그리고 앉는 것이 있다. 쪼그려 앉기는 가동 범위 이상의 굴곡으로 몸의 하중이 100% 무릎으로 가기 때문에 엄청난 무리를 줄 수 있는 자세이다. 한국인은 어쩔 수 없이 좌식생활을 하는 경우가 많으므로, 무릎 손상을 줄이기 위해서는 허벅지의 근육을 키워주는 운동을 많이 할 필요가 있다.

생활 속 무릎 질환 예방법은?

1. 온찜질

무릎 관절은 지속적으로 하중을 받고 굴곡과 신전을 반복하면서 손상이 일어날 수 있는 구조이다. 무릎 조직은 연골과 인대가 많은 부분을 차지하고 있고, 혈액 대신 관절액이 무릎에 영양 공급을 한다. 따라서 무릎 조직을 지속적으로 따뜻하게 찜질해준다면 부족했던 혈액의 순환이 증가하고 근육의 경직도 풀려 관절 내에 영양 공급과 염증 개선에 큰 도움을 줄 수 있다. 퇴근 후 집에서 휴식을 취할 때 수건을 뜨거운 물에 적셔 무릎을 감싸거나 온찜질을 할 수 있는 찜질팩을 구비해서 지속적으로 무릎의 온도를 올려준다면 무릎 질환의 예방과 치료를 동시에 할 수 있다.

2. 무릎에 좋은 운동

- **수영** 우리 몸의 무게를 지탱해야 하는 무릎 관절에 무리를 주지 않으면서 인대와 주변 근육을 강화할 수 있는 최고의 운동은 바로 수영이다. 물에서 움직일 때는 중력을 완화할 수 있어서 무릎에 하중을 가하지 않고, 발차기할 때 대퇴와 둔근의 근육 그리고 장요근과 척추 기립근의 코어 근육이 강화된다. 이

때 무릎을 싸고 있는 근육과 인대 조직을 강화해 무릎 관절의
노동 강도를 줄일 수 있다.

- **평지 걷기** 운동을 하면 무릎의 활막에서 활액이 분비된다. 활액
  은 관절 질환의 진행을 더디게 하면서 뼈 형성을 활발하게 하
  고 무릎 세포의 자극에 영향을 준다. 또 관절 활액은 혈액이 미
  치지 못하는 무릎에 영양을 공급하고 노폐물의 운반까지 도맡
  아서 하기 때문에 관절액을 효과적으로 분비하는 것이 무릎 관
  절 건강에 있어서 키 포인트이다. 관절액은 관절을 굽혔다 폈
  다 하면서 펌프질을 하면 분비가 되는 것으로 적정한 운동을
  하는 것이 필수다. 그중 가장 쉽고 편하게 할 수 있는 것이 평
  지 걷기이다. 오르막이나 경사진 곳을 걷게 되면 부하가 가중
  돼 오히려 무리가 될 수 있기 때문에 평지 걷기를 추천한다. 하
  루 1시간 정도 평지를 걷는 운동만으로도 무릎 관절의 강화와
  주변 근육의 강화까지 이루어 낼 수 있다.

무릎 연골연화증에 좋은 운동

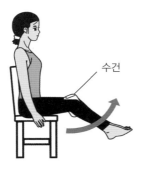

수건

1. 의자의 등받이 끝까지 엉덩이와 등을 대고 허리를 쭉 편 상태로 앉는다.
2. 양 무릎 사이에 수건을 말아 넣어준다.
3. 그 상태에서 양쪽 무릎을 천천히 편다.
4. 무릎을 편 상태에서 허리가 뒤로 굽지 않도록 조심한다.
5. 무릎을 펼 때 허벅지 위쪽 즉 대퇴 사두근에 힘이 들어가는 것을 확인하면서 운동한다.
6. 위의 과정을 10회씩 5세트 반복한다.

무릎 관절에 좋은 다리 근육 강화 운동

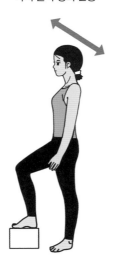

1. 계단이나 블록을 쌓아서 준비한다. 한쪽에는 봉이나 손잡이를 잡고 안정적으로 운동하는 것이 좋다.
2. 무릎이 발끝보다 앞쪽으로 더 나가지 않도록 주의한다.
3. 뒤꿈치를 지그시 누른다고 생각하며 한쪽 다리에 힘을 주고 계단 위로 올라선다.
4. 올라섰을 때 무릎이 완전히 펴지지 않아야 무릎 관절에 무리를 주지 않고 근육만 강화시키는 효과를 볼 수 있다.
5. 한쪽 다리로 3회 연속으로 진행한 후 10초 휴식하고 다른 쪽 다리로 3회 연속 운동하는 것을 1세트로 한다. 5~10세트를 반복해주면 대퇴근, 둔근, 종아리 근육 등 모든 하체 근육에 운동이 된다.

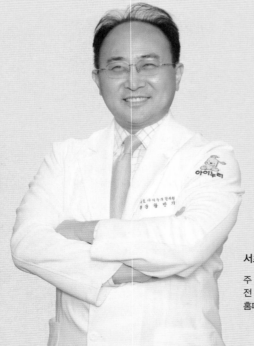

황만기 원장

경희대학교 한의과대학 학사·석사·박사 졸업(한의학박사)

서울대학교 의과대학 일반대학원 의학박사과정 수료

연세대학교 행정대학원 졸업(사회복지학석사)

이화여자대학교 의학전문대학원 강사

경희대학교 사회교육원 교수

건강보험심사평가원 진료심사평가위원회 비상근심사위원

SCI급 국제의학논문 4편(특허 논문 2편)

소아청소년 전문 한의원 업계 최초 아동(만 2-15세) 대상

인체적용시험 논문 출간-한방소아과 전문서적 20권 집필

소아청소년 전문 아이누리 한의원 전국 네트워크(37개 지점) 설립자 겸 대표

현) 서초 아이누리한의원 대표원장

서초 아이누리한의원

주 소 서울시 서초구 서초동 1621-1 희원빌딩 2층
전 화 02-3474-1075
홈페이지 http://blog.naver.com/yy0380

교통사고 후유증에서 벗어나고 싶어요

교통사고 후유증

언제 어디서든 눈 깜짝할 사이에
일어날 수 있는 교통사고. 그 후유증을
최소화하기 위해 어떤 선택을 해야 할까?

교통사고를 당한 후 우리는
다양한 검사를 진행하고 치료한다.
이때 가장 고민되는 건
치료 방법을 선택하는 것이다.
많은 사람이 교통사고를 당한 후
한방 치료를 고려하다 포기한다.
한의원은 보험이 적용되지 않는다는 생각 때문이다.
하지만 한의원에서도 보험 보장을 받으며
교통사고 후유증을 치료·예방할 수 있다.
탕약 처방에서부터 추나 치료까지,
교통사고 후 한방 치료에 대해 고민하고 있다면
망설이지 말고 한방 치료를 시작해보자!

한의원 치료, 자동차보험 혜택을 받을 수 있나?

교통사고 후유증 또는 교통사고 상해 증후군의 한의학적 치료를
위해 한의원에 내원하는 환자들을 진료하다 보면 안타까운 것이 있
다. 자동차 교통사고가 발생한 지 한참이 지나서야 대한민국에 있
는 모든 한의원에서 자동차보험 혜택을 100% 적용받을 수 있다는
사실을 알게 된다는 것이다. 자동차 손해배상 보장법 개정에 따라
한의원에서 시행하고 있는 다양한 자동차 교통사고 후유증 치료 프
로그램은 자동차보험 적용이 100% 가능(본인부담금 0원)하다. 이렇
게 사회제도가 뒷받침돼 있을 뿐 아니라, 국내 한의과대학 부속 한
방병원 등에서 발표한 논문을 보면 교통사고 후유증 한방 치료 프
로그램에 대한 환자 만족도가 매우 높다. 이 때문인지 건강보험심
사평가원 통계 자료에 따르면 최근 들어서 교통사고 후유증 치료를
위해서 한의원을 찾는 환자들이 매우 빠른 속도로 증가하고 있다.

현재 자동차 교통사고 환자가 한의원에 내원했을 때 시행하는 치
료, 즉 한약(탕약)을 비롯한 침, 뜸, 부항, 약침, 추나, 한의 물리치료

등에 대해서 100% 자동차보험 적용을 받을 수 있다. 특히 한약은 일반적으로 고가인 만큼 자동차보험 적용이 되지 않을 것으로 오해하는 경우가 많다. 하지만 실제로 자동차보험 급여가 이루어지는 기간(일반적으로 탕약 치료는 약 14~15일 동안은 100% 보장된다. 단, 뼈가 부러진 골절의 경우에는 총 28일 동안의 탕약 치료가 100% 보장된다) 중에는 보험 적용을 100% 보장받을 수 있다.

교통사고 후유증 관리를 위한 한의학적 치료의 특징은?

교통사고 상해 증후군을 포함한 교통사고 후유증에 대한 한의학적 치료의 특징은 다음과 같다. 한의학에서는 교통사고 후유증이 사고 충격으로 인해 신체 내부 곳곳에 발생한 기혈 순환을 저해하는 어혈瘀血에서 기인되는 것으로 해석하고 있다. 따라서 체내 곳곳에 불특정하게 발생한 어혈을 부드럽게 풀어주고, 지속되는 통증이나 불편감 등을 해소하며 기혈 순환을 원활하게 해주는 치료를 꾸준히 시행할 경우, 특히 각종 양방 검사에서는 전혀 이상 소견이 발견되지 않는 기능적(비구조적) 증상들의 후유증 개선 및 치료에 매우 큰 도움이 된다.

사실 자동차 교통사고 환자들의 대부분은 자동차 사고 직후 양방 병의원(정형외과 등)에 먼저 가서 여러 검사를 시행하고, 필요하면 입원 또는 외래 치료를 한다. 그리고 급성기 증세가 어느 정도 해소된 이후인 관해기 또는 만성기 증상 관리를 위해서 가까운 한의원을 방문하는 경우가 대부분이다. 일부 환자들은 양방 치료와 한방 치료를 함께 받아도 문제는 없는지 궁금해 하거나 걱정한다. 하지만 이와 같은 염려는 기우에 불과하다. 자동차 교통사고 치료는 후유 증상의 최소화를 위한 골든타임이 있는 만큼, 양방 병의원에 입원 중일지라도 거동 또는 보행이 가능한 상황이라면 가까운 한의원을 찾아서 한방 치료를 병행하는 것이 치료 효과의 극대화를 위해서 바람직하다.

교통사고 발생 시, 후유증 악화 또는 증상의 장기화를 방지·예방하기 위해서 초기부터 신속한 양한방 복합 병행 치료가 중요하다. 특히나 교통사고 골절상이 발생한 경우라면 양방 병원에 입원 중인 환자도 치료를 병행하면 골절 부위의 신속한 유합에도 많은 도움이 될 수 있다.

교통사고 후유증이란?

교통사고 후유증은 자동차, 철도, 선박 등과 관련된 사고 이후에 발생한 여러 가지 통증과 기능장애 등에 관련된 증상을 말한다. 교통사고 후유증은 일정 기간이 지나도 잘 사라지지 않고 계속 끈질기게 남아서 통증과 불편감을 유발한다. 사실 교통사고가 났을 때 척추 또는 팔다리가 부러지거나 의식을 잃거나 출혈이 심한 경우처럼 큰 사고가 아니라 경미한 사고를 당한 사람들은 대부분 간단한 검사 이후에 곧 일상으로 복귀한다. 그러나 교통사고 이후 짧게는 3~4일, 길게는 수 주~수개월이 지나고 나서야 크고 작은 후유증이 증상으로 나타나는 사례가 많다. 따라서 교통사고를 당한 뒤에는 사소한 신체 변화에 대해서도 최소 2~4주 동안 유심히 살펴보아야 한다.

1. 경추 인대와 근골격 손상

가장 흔한 자동차 교통사고 후유증 중 하나이다. 성인의 머리 무게는 평균적으로 6.5~7kg 정도인데, 교통사고(특히 후방 추돌사고)가 발생하면 머리를 지탱하는 경추(목뼈)가 앞뒤로 심하게 흔들리게 된다. 이로 인해 목 주변의 인대와 근육이 손상될 수 있다. 아주 심한 경우에는 경추 사이를 지나가는 척추 신경이 크게 손상되기도 한다. 두통, 목이나 어깨 주위 통증, 목 또는 어깨 움직임에 제한이 있을 수 있고 팔저림, 허리 통증, 헛구역질, 현기증 등이 발생하기도 한다. 경추가 심하게 손상되지 않았다 하더라도 진단 이후 약 일주일 동안의 안정이 필요하며, 이후 국소 고정을 시행하면 약 1~2개월 이내에 어느 정도 호전될 수 있다.

2. 뇌진탕 후 증후군

자동차 교통사고를 당했을 때 머리에 충격이 가해지면 뇌가 주위 조직에서 순간적으로 떨어졌다가 다시 붙게 된다. 이때 신경학적 손상을 입기가 쉬운데, MRI를 찍어도 잘 확인되지 않는 경우가 많다. 사고 이후에 서서히 두통이 찾아오는 경우가 이에 해당한다. 두통의 지속 기간은 약 1~6개월 사이인데 어지러움, 귀울림(이명), 청력 및 시력 감퇴를 동반하는 경우도 있다. 또한 예민(과민), 불안, 우울, 기억력 장애, 인지 장애 등 신경정신과적인 임상 증상도 같이 발생할 수 있다.

3. 지연성 두개내頭蓋內 출혈

교통사고 직후에는 나타나지 않았던 뇌출혈이 어느 정도의 시간이 경과한 이후에 발생하기도 한다. 교통사고 당시 뇌의 좌상(외부 손상 없이 내부 조직만 손상된 상태)이 나중에 출혈로 이어지는 경우이다. 대개 자동차 교통사고 이후 약 3~7일 후부터 두통이 점점 심해지면서 구토 증상이 있으면 이런 상황을 즉각 의심해 봐야 한다.

4. 요추부 손상

교통사고로 인한 강한 충격은 요추(허리뼈)에도 영향을 미친다. 요추부 손상 역시 경추부 손상처럼 교통사고 직후에는 잘 발견되지 않는다. 요추부 손상이 심한 경우에는 골반이 뒤틀리고 다리 길이가 달라지기도 하며, 장기적으로는 추간판 탈출증이나 만성적인 허리 통증을 일으킬 수 있다.

5. 후경부後頸部 교감신경 증후군

척추 동맥이 수축되면서 후경부(목 뒤쪽) 교감신경에 기능적 이상이 생길 수 있다. 이러한 교감신경 이상 증상은 교통사고 초기 진단에서는 잘 나타나지 않기 때문에 교통사고 이후 지속적으로 관찰하면서 병증에 대한 추적 관리를 해야 한다. 두통, 현기증, 이명, 눈의 피로와 같은 임상적 증상이 나타나면 이와 같은 후경부 교감신경의 기능적 이상을 의심해 볼 수 있다.

6. 치아 스트레스 증후군

교통사고 때 턱관절과 이를 지탱하는 부위 사이에도 일시적인 이탈 현상이 발생할 수 있다. 교통사고로 인해서 턱관절 위치에 변화가 생기면서 아래위 치아가 제대로 맞물리지 않는 소위 치아 스트레스 증후군이나 턱관절 증후군이 생길 수도 있다.

한의학에서 바라보는 교통사고 후유증은 어떤 것인가?

한의학에서 자동차 교통사고 후유증은 보통 어혈의 범주에 들어간다. 설문해자說文解字에서는 '어瘀는 적혈積血이다'라고 정의하고 있는데, 흐르는 물을 막으면 고이게 되듯이 정체되어서 잘 흐르지 못하는 혈행 상태를 한의학에서는 '어혈'이라고 한다.

어혈은 정상적인 혈액 통로로부터 이탈된 혈액을 의미하기도 한다. 즉 타박상을 입거나 교통사고를 당해서 해당 부위의 혈관이 파열돼 발생한 혈액이 체내에 충분히 흡수되지 못하고, 조직이나 피부에 몰려 있는 것을 말한다. 또한 혈관 내에 발생한 기름기나 찌꺼기도 어혈이라고 할 수 있다. 동의보감에 따르면 어혈을 분포 위치에 따라 다음과 같이 몇 가지로 분류하였다.

1. 상초축혈上焦蓄血

어혈이 인체 상부에 오랫동안 쌓인 것으로, 교통사고 이후 정신이 없고 두통, 어지러움, 이명, 메스꺼움 등의 자율신경 이상 증상이 나타난다. '어혈이 상초上焦에 쌓이면 잘 잊어버린다(기억력 감퇴 및 인지기능 저하)'고 하였다.

2. 중초축혈中焦蓄血

어혈이 인체 중심부에 오랫동안 쌓인 결과로, 교통사고 이후 소화불량 및 전신 피로감 등이 나타난다. '어혈이 중초中焦에 쌓이면 가슴이 그득하고 몸이 누렇게 되며 양치만 하고 물을 삼키려 하지 않는다'고 표현되어 있다.

3. 하초축혈下焦蓄血

어혈이 인체 하부에 오랫동안 쌓인 결과로, 교통사고 이후 대소변 장애 및 하복부(배꼽 아래 부위) 통증을 보인다. '어혈이 하초下焦에 쌓이면 발광하고 대변이 검으며 아랫배가 단단하고 아프게 된다'고 표현했다.

교통사고 후유증의 한방 치료법은?

한의학에서는 자동차 교통사고 후유증을 치료할 때 양방의 영상 진단 결과(소견)와 한의사의 직접적인 진찰 과정 등을 통해서 복합적인 이상 증세를 정확히 감별해내고, 그에 맞는 체질별 한방 치료를 병행한다. 특히 전신을 돌아다니며 다양한 증상을 일으키는 어혈을 제거하고, 기혈을 원활하게 순환시키는 근본적인 한의학적 개선 치료를 통해서 교통사고 후유증까지 함께 예방할 수 있다.

1. 추나요법

자동차 교통사고 당시의 직접적인 신체적 충격으로 인해서 경직되거나 뒤틀린 뼈와 근육을 바르게 교정하는 전통적인 한방 치료법이다. 경락과 경혈을 자극해 뭉친 연부 조직을 충분히 풀어주고 기혈을 정상적으로 순환시켜 통증을 효과적으로 치료하게 된다.

2. 침

인체의 기혈 순환을 조절하여 교통사고 후유증의 주원인이 되는 어혈을 제거하며, 근육과 인대 손상을 치료하여 신체 전반에 나타나는 통증을 완화시킬 수 있다.

3. 약침

순수 한약 성분을 정제한 약침을 경혈에 주입해 한약과 침의 효과를 동시에 볼 수 있는 치료법이다. 교통사고로 손상된 근육과 인대를 재생시키고 염증을 빠르게 제거해준다.

4. 한약(탕약)

어혈 제거에 임상적 효과가 뛰어난 한약재를 바탕으로 처방된 한약은 기혈 부조화를 바로잡고 뭉친 어혈을 풀어주어 교통사고 후유증 치료 효과를 극대화한다. 긴장을 풀어주고 스트레스를 완화해 심리적 안정을 되찾는 데에도 상당히 효과적이다.

5. 부항

증상의 원인이 되는 신체 부위에 관을 흡착시켜서 경락 소통을 원활히 해주는 전통적인 한방 치료법이다. 인체 내 독소를 빼내고, 피부와 근육 내 혈액을 맑게 정화해 교통사고로 인한 통증을 치료한다.

6. 뜸

뜸 치료는 침 치료와 병행하면 통증이 줄어드는 효과가 더욱 극대화된다.

7. 도인운동법

한의사가 직접 호흡과 운동법을 가르쳐서 환자 스스로 올바른 호흡을 통해 몸의 중심을 안정시키고 올바른 움직임을 갖도록 한다.

8. 한방 물리요법(한방 물리치료)

전침 치료는 신경과 근육에 전기 자극을 가하여 경직된 근육을 풀어주고 혈액 순환을 개선한다. 경피 적외선 조사 요법은 경락과 경혈에 온열을 가하여 기혈의 소통을 촉진하고 통증을 완화하고 근육을 이완시켜서, 몸에 쌓인 노폐물을 제거해준다.

교통사고 후유증 치료 시,
한방 치료의 우수성에 관한 논문을 소개해준다면?

1. 교통사고 소아 환자 121례를 통한 임상적 고찰

(대한한방소아과학회지, 2012년 26권 제2호)

- **목적** 본 연구는 한방병원을 내원한 소아 청소년 자동차 교통사고 환자를 대상으로 특징을 조사하고자 한다.
- **연구 방법** 본 연구는 2011년 4월 1일부터 2012년 3월 31일까지 한방병원에 내원한 0~15세의 소아 청소년 자동차 교통사고 환자 121명을 대상으로 외래 의무 기록지에 기록된 자료를 토대로 조사하여 그 결과를 검토 분석하였다.

- **결과**
  - 성별은 거의 비슷한 정도였으며 연령별로 0~6세가 7~15세보다 더 많았다.
  - 사고 유형은 차량 간 충돌에 의한 경우가 가장 많았으며 충돌 형태는 후방 추돌에 의한 사고가 가장 많았다.
  - 사고 후 본원 내원까지의 기간별로는 3일 이내(48.8%)가 가장 많았다.
  - 내원 형태는 타 의료기관을 경유한 후 다시 본원을 내원한 환자가 44명(36.4%)이고 바로 본원을 내원한 환자는 77명(63.6%)이었다.
  - 입원 기간과 통원 치료 기간에서는 7일 이내인 경우가 가장 많았다.
  - 단명별 분포는 0~6세에서는 수면장애(37.1%)가 가장 많았고, 7~15세에서는 경추 염좌(49.0%)가 가장 많았다.
  - 한방 치료 처방은 0~6세에서는 안신지제安神之劑의 사용 빈도가 가장 많았고, 7~15세에서는 이기순기지제理氣順氣之劑와 활혈거어지제活血祛瘀之劑의 사용 빈도가 높았다.
  - 치료 성적은 모든 연령에서 '우수함'이 가장 높게 나타났으며 7일 이내로 입원한 경우와 7일 이내로 외래 치료를 한 경우에 가장 긍정적인 치료 효과가 있었다.
- **결론** 한방병원을 내원한 소아 청소년 교통사고 환자를 대상으로 연령별 증상의 차이와 치료 방법의 차이를 알아 치료에 도

움을 주고자 한다.

2. 자동차 교통사고 이후 발생한 요추부 압박골절에 한방 복합 입원 치료로 호전된 환자 4례: 후향적 증례 연구

(대한한의학회 한방재활의학과학회지, 2017년 27권 제4호)

3. 자동차 교통사고로 유발된 치골골절 환자의 골반통 치험 1례

(대한한방부인과학회지, 2015년 28권 제4호)

4. 자동차 교통사고로 발생한 경추 골절 환자에 대한 한방복합치료 효과: 증례보고

(대한한의학회 한방재활의학과학회지, 2018년 28권 제2호)

5. 자동차 교통사고 상해 증후군 환자들에 대한 한의치료 경험의 질적 연구: 근거이론 접근방법으로

(대한침구의학회지, 2016년 33권 제4호)

교통사고 상해 증후군은 무엇인가?

교통사고 상해 증후군 또는 편타성 손상Whiplash injury이란 자동차 사고 당시의 물리적 충격으로 인해서 목이 마치 채찍을 휘두르듯이 심하게 꺾여 나타나게 되는 증상들을 말한다. 흔히 '채찍질 증후군'이라고도 한다. 편타성 손상은 주로 교통사고 충격으로 인해서 발생되지만 운동을 하는 과정에서 급격한 물리적 충격으로 인해 생길 수도 있다. 한마디로 요약하자면, 교통사고 상해 증후군은 각종 교통사고 이후 발생하는 뼈와 근육 및 피부 손상, 장기 타박, 정신적 문제 등 전신 증상을 모두 포괄하여 일컫는 전문 용어이다.

실제로 자동차 교통사고 환자들은 교통사고 발생 이후에 굉장히 다양하고 복잡한 증상을 호소한다. 예상치 못한 물리적 충돌로 인한 충격이 탑승자의 목과 어깨 부위에 우선 전달되면서 척추뼈 주변 인대와 근육을 손상시킬 뿐 아니라, 심한 경우 신경학적 문제까지 일으키게 된다. 임상적 증상으로는 목 주위 통증(경항부 통증), 목 뻣뻣함, 어깨 뭉침, 어깨 통증, 두통, 소화불량, 건망증, 불면, 매스꺼움(오심), 시야장애, 감각 이상(저림, 쑤심, 손발 시림 등), 심장 두근거림, 집중력 감소, 기억력 손상, 어지럼증, 감각 운동조절 장애, 극심한 피로감, 외상후 스트레스 장애, 우울, 예민함, 짜증 폭발, 섬유근통, 근막통증 및 기능장애 증후군 등이 있다. 이러한 복잡한 증상 중에서 목 주위 통증이나 목 뻣뻣함 증세는 가장 흔하게 나타나는 자동차 교통사고 후유증 증상이다.

자동차 교통사고가 일어날 때는 차량의 전면, 후면, 측면 충돌 과정에서 급가속 또는 급감속이 흔히 발생하게 된다. 이때 충분히 안정적으로 지지받지 못한 탑승자의 머리가 급격하게 과신전 또는 과굴곡 운동을 당하게 된다. 그중에서도 특히 목 부위 및 이와 관련된 전신 증후군을 '교통사고 상해 증후군'이라고 부르는 것이다. 보통 다음과 같은 증상들이 나타난다고 알려져 있다.

1. 경추 5~6번 또는 경추 6~7번 편타성 상해 (또는 채찍질 손상)
2. 상부 경추 복합체 증후군
3. 측두하악관절 장애
4. 두경부 통증
5. 견갑부 연관통
6. 상지부 연관통

일반적으로 후면 추돌사고가 목 부위 손상을 일으킬 가능성이 가장 크고, 그다음은 측면 충돌이다. 전면 충돌사고는 상대적으로 가장 덜 위험하다. 왜냐하면 많은 손상이 과신전 이후의 반동 굴곡으로 인해 나타나는데, 전면 충돌 시에는 후방 추돌과는 달리 충돌 순간을 예측할 수 있어 보호성 긴장이 미리 일어나기 때문이 아닐까 생각하고 있다. 편타성 손상의 가장 중요한 증상 세 가지는 경부통(경추통), 두통, 경추부 운동 제한이다.

또 주의할 것은 여러 임상 증상들이 교통사고 직후에 바로 나타나기도 하지만 교통사고 당시에는 멀쩡했다가 교통사고 발생 당일 밤 또는 교통사고 발생 다음 날부터(약 12~24시간 이후) 나타날 수 있다. 심지어 교통사고 발생 이후 약 2~14일 후부터 몸과 마음의 불편함이 갑자기 나타나는 경우도 굉장히 흔하다.

한의학적 관점에서 본 교통사고 상해 증후군이란?

한의학적으로 교통사고 상해 증후군은 보통 심비허손心脾虛損, 심신불교心腎不交라고 하는 변증과 큰 연관성이 있다. 교통사고 이후 가슴이 답답하고 심장이 두근거리며 잠이 잘 안 오고 소화가 잘 안 되는 증상들은 우리가 흔히 말하는 외상 후 스트레스 장애라고 볼 수 있는 것이다. 심비허손 또는 심신불교 변증 상태에 이르면 정신적 문제뿐만 아니라, 내장 기능 장애도 함께 발생해서 교통사고 이후 자주 더부룩하고 울렁거리며 메슥거리는 소화기 증상도 흔히 나타난다. 또한 정신적 과긴장 상태가 신체적 과긴장 상태로도 나타나서 만성 통증이 지속적으로 발생하게 된다.

교통사고 상해 증후군의 한의학적 치료는 교통사고 상해 증후군 관리 및 교통사고 후유증 예방에 도움이 되는데 교통사고 직후 발생한 어혈과 담음痰飮을 침과 한약 처방으로 최대한 신속하게 풀어주는 것이 가장 중요하다. 일반적으로 고령 운전자, 트럭 탑승자, 조수석 탑승자는 머리 손상이 겹친 경우에 편타성 손상을 더욱 심하게 겪게 된다. 자동차 교통사고 이후 편타성 손상이 나타난다면 집에서 초기에는 냉찜질로 염증과 통증을 완화시켜주고 약 2~3일 이후부터는 온찜질을 시행하는 것이 좋다.

교통사고 환자들의 일반적인 예후는?

일반적으로 자동차 교통사고 환자들의 30~33%는 3개월 이내에 초기에 불편했었던 증상들에서 완전히 회복된다. 또 다른 30~33%의 환자들은 경미한 통증이나 불편감이 3개월 이상 지속된다. 나머지 30~33% 환자들은 심각한 통증이나 불편함이 3개월 이후에도 계속 유지되는 경향이 있다.

자동차 교통사고로 인한 골절의 한의학적 치료는?

골절이란 외부의 힘으로 뼈의 연속성이 완전하게 혹은 불완전하게 소실된 상태를 의미한다. 골절 치유의 과정은 조직학적으로 보았을 때 염증기, 복원기, 재형성기 총 3단계로 분류하고 있다.

1. 염증기
염증기는 골절 직후부터 비교적 짧은 기간(수일에서 수 주) 동안 지속되는 과정으로 골절 당시 생긴 출혈이 모여서 혈종을 형성하고, 여러 세포가 모여 염증 반응을 보이는 상태이다.

2. 복원기

복원기는 염증기에 생겼던 혈종이 몸에 흡수되며 그 자리에 '가골'이라 불리는 미성숙한 뼈가 자리 잡게 되는 과정이다. 복원기가 끝날 무렵에는 임상적으로, 그리고 방사선 검사상으로 골절 부위의 유합이 이루어진다.

3. 재형성기

재형성기는 골절 유합 반응 이후부터 모든 뼈의 상태가 정상으로 되돌아갈 때까지의 기간을 말한다. 대략 수개월에서 수년에 걸쳐 진행되는 상당히 길고 느린 과정이다.

특별한 합병증 없이 순조롭게 치유가 이루어지는 경우에도 골절 치유 기간은 환자의 연령, 골절 부위의 특성, 뼈의 종류, 골절 형태, 골절 전위 정도 등에 따라 차이가 나는 것으로 알려져 있다. 염증기를 지나 특히 복원기와 재형성기 상황에서 '뼈 잘 붙는 한약' 또는 '골절 회복 한약'에 대해 큰 관심을 가지고 궁금해 하는 사람이 많은데, 골절 회복을 도와주는 과학적 근거를 가진 한약 처방, 그중에서도 특히 특허 한약(대한민국 특허청 특허번호 제10-0731160호)인 '접골탕接骨湯'에 대해서 설명해 보겠다.

각종 교통사고로 인해 뼈가 금이 가거나 부러졌을 때 일반적으로 어떤 조치를 취하는가? 응급조치 이후에는 흔히 말하는 '깁스'를 하고서 뼈가 다 붙을 때까지 조용히 지내는, 즉 시간에만 치료를 맡기는 소극적 대처만을 떠올리고 있지는 않은가? 한의학적으로는 골절 치료와 골절 회복에 있어 보다 적극적이고도 명쾌한 방법이 있다.

2006년 BK 21 및 과학기술부, 한국과학재단 우수 연구센터 육성 사업 지원으로 경희대학교 침구경락과학 연구센터에서 수행된 논문 〈접골탕이 백서白鼠의 골절 치유에 미치는 영향〉을 간략히 살펴보겠다. 이 연구에서는 접골탕의 실제적 치료 효과를 과학적으로 확인하기 위해서 흰쥐의 척골을 의도적으로 부러뜨리고 접골탕을 투여한 후, 시간 경과에 따른 회복 과정을 방사선 촬영을 통해 확인했다.

골절을 유발한 다음 날부터 60일간 하루에 한 번씩 접골탕 10ml/kg(체중)을 주사기로 흰쥐의 위에 직접 투여한 것이다. X-ray 촬영을 통해 뼈가 접골되는 길이를 살펴본 결과, 접골탕을 복용시킨 군에서는 3주째부터 접골이 0.43±0.27㎜로 성장하였고, 8주째에는 0.93±0.40㎜로 성장해 현저한 골절 회복 속도를 보였다. 골절 후 아무런 처치도 하지 않은 대조군에서는 3주째부터 접골이 0.11±0.19㎜로 성장하였고, 8주째에는 0.52±0.27㎜로 성장하는 평범하고 일반적인 골절 회복 속도를 보였다. 결론적으로 접골탕을 복용한 흰쥐에게서 약 2배 정도 빠르게 골절 상태가 회복되는 통계적으로 유의미한 효과가 명백히 나타난 것이다.

접골탕은 한의학적으로 보혈補血 작용을 하는 당귀, 천궁, 녹용이 중심이 된다. 여기에 보기補氣 작용을 하는 인삼과 골절 치료에 효과가 있다고 전승돼온 황기, 구기자, 만삼, 토사자, 속단, 석곡, 보골지, 합환피 등을 정해진 비율로 배합한 처방으로, 골절 회복에 있어 오랫동안 임상적으로 효과를 보인 매우 유명한 한약 처방이다.

접골탕은 국가 기관인 한국한의약진흥원에서 주관한 2018년도 한의약치료기술 공공자원화 사업(한의표준임상진료지침 개발사업단)에서 〈정보화 단계〉 연구 치료기술'로 선정되었을 뿐 아니라, 〈산업화 단계〉 연구 치료기술'로도 연속으로 선정(1위)된 바 있다.

골절 관련 한의학적 문헌으로는 외대비요外臺秘要에 '구급료구골절, 접령여고救急:療救骨折, 接令如故(골절이 되면 일단 제일 먼저 이전의 상태로 최대한 뼈를 맞춘 이후 가급적 빨리 고정을 시켜주어야 한다)'라 하여 골절의 치료 방법으로 고정固定의 중요성을 제시하고 있다. 치료법으로는 태평혜민화제국방太平惠民和劑局方에 '접골속근지통활혈법接骨續筋止痛活血法(뼈를 붙이고 근육을 연결시키며 통증을 완화시키고 혈행 순환을 돕는 치료법)'이라 하여 활혈법活血法의 원칙을 소개했고, '접골각유방제존언, 당안증시치接骨各有方劑存言, 當按症施治(뼈를 잘 붙게 만드는 여러 한약 처방은 각각 그 적응증이 조금씩 다르기 때문에, 마땅히 그 골절 증상별 상황에 따라서 맞춤 처방을 해야 한다)'라 하여 골절에 대한 한약 치료 원칙을 정리해 놓았다.

골절에 대한 한의약적 치료법으로 초기에는 화어활혈化瘀活血, 중기에는 접골속근接骨續筋, 후기에는 보기양혈補氣養血과 건장근골健壯筋骨의 처방을 활용하고 있다. 사실 접골탕의 주요 성분인 당귀만 하더라도 뼈세포증식 효능이 최근 생화학적 연구를 통해 입증된 바 있다. 당귀는 직접적으로 뼈세포증식, 염기성인산분해효소ALP, alkaline phosphatase 활성, 단백질 분비를 자극한다. 성장기 어린이나 성인 골절에서 ALP 수치가 높을수록 성장과 골절 치유에서 좋은 지표라고 할수 있다. 또 용량 비례적으로 골전구세포에 의한 1형 콜라겐 합성을 촉진해 뼈세포증식에 기여한다고 과학적으로 저명한 학술지에 보고된 바도 있다. 피로 골절을 포함해서 자동차 교통사고 및 스포츠 손상으로 인해서 환자의 뼈가 부러졌을 경우(골절상) 임상적으로 오랫동안 확인되었고 과학적으로도 이미 검증된 접골탕이 있음을 떠올린다면 약 2배 빠른 골절 회복 및 조기 일상생활 복귀에 많은 도움이 될 것이다.

이희경 **원 장**

동수원한방병원 한방내과 전문의 수료

대한한의사협회 한방내과 전문의 자격증 제944호 취득

대한한의학회 정회원

대한한방내과학회 정회원

대한한방피부과학회 정회원

대한한방알레르기 및 면역학회 정회원

전) 하늘마음한의원 진료원장

전) 경희아이들한방소아과한의원 진료원장

현) 하늘마음한의원 수원점 대표원장

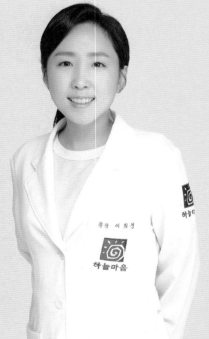

하늘마음한의원 수원점

주 소 경기 수원시 팔달구 권광로 204 영조아름다운나날 2층

전 화 031-237-8575

홈페이지 www.skin8575.com

아토피로부터 내 아이를 지키자

소아 아토피 피부염

밤낮없이 찾아오는 가려움에 고통 받는 아이들.
내 아이를 괴롭히는 주범, 바로 소아 아토피다.

우리에게 아주 익숙한 질환 아토피.
그중 만 2세에서 12세 아이들에게
나타나는 아토피를 가리켜
'소아 아토피 피부염'이라 칭한다.
가려움을 주 증상으로 하며
심할 때는 진물과 염증을 동반한다.
아이들은 피부가 약하기 때문에
그 심각성이 더욱 걱정되는 상황.
꾸준히 치료를 받았음에도 증상이
완화되지 않는다면 치료법을 바꿔야 한다!

한방에서는 아토피 피부염의 원인을 열독이라고 보고
이를 없애기 위한 치료를 하고 있다.
한의학적 관점에서 본 아토피 피부염을 통해
우리 아이의 아토피 피부염을 치료해보자.

아토피는 어떤 질환인가?

불과 20~30년 전만 해도 흔하지 않았던 '아토피'라는 단어가 요즘에는 누구나 한 번 쯤은 들어봤을 만큼 흔한 단어가 되었다. 하지만 아토피라는 병이 무엇인지 정확히 설명하기는 쉽지 않다. 유치원이나 학교에서 유난히 피부를 많이 긁고 산만해 보이며, 피부가 거칠고 울긋불긋한 아이를 보면 '저 아이는 아토피가 있구나'라고 생각하지만 아토피가 피부염만 의미하는 것은 아니다.

아토피라는 용어는 세계 최초로 알레르기 클리닉을 개설한 미국 의사 로버트 쿠크와 면역학자 아서 코카가 1923년에 공동으로 논문을 발표하면서 처음 사용되었다. 아직 아토피라는 용어 자체가 사용된 지는 100년도 안 됐고 이 질환의 정확한 원인도 밝혀지지 않았다. 증상 또한 규칙성을 띠지 않기 때문에 어찌 보면 한마디로 정의하기 어려운 것이 당연한 질병이다. 그렇기 때문에 그리스어로 '이상한, 알 수 없는'이란 뜻을 가진 단어인 '아토피Atopy'라는 이름을 붙인 것 같다.

아토피는 아토피성 질환인 아토피 피부염, 알레르기 비염, 기관지 알레르기, 알레르기 천식, 알레르기 결막염을 포괄하는 개념으로 이상 면역반응을 보이는 체질을 타고난 사람들에게서 나타난다. 그중에서도 피부 증상이 주된 경우가 많기 때문에 아토피 피부염만을 아토피라고 생각하는 사람들이 많은 것이다.

개인력(기관지 천식, 알레르기 비염 등의 다른 알레르기 질환)이 있거나 가족 중에 아토피 질환이 있는 경우, 유아기 혹은 소아기에 시작되는 만성 염증성 피부질환, 아토피 피부염. 심한 가려움증과 함께 피부 건조증, 특징적인 습진 증상(홍반, 삼출, 가피, 인설 등)을 동반한다. 이런 증상을 가진 환자는 비염이나 천식, 결막염과 같은 다른 알레르기 질환이 함께 나타나는 경우가 매우 많은데 이를 아토피 행진 The Atopic March이라 한다.

아토피 피부염도 유전이 되는가?

아토피 피부염의 유전 확률은 부모 중 한 명이 아토피 피부염일 경우 60%, 부모 둘 다 아토피 피부염일 경우 80% 정도로 가족력과 관련이 높다. 환자의 약 70~80%에서 아토피 가족력이 나타나고 있다. 하지만 아토피 피부염은 유전 외에도 많은 면역학적 이상소견과 함께 다양한 원인이 관여하는 것으로 추측한다. 면역이란, 다양한 체액성 인자와 세포로 구성된 면역계가 상호작용하여 외부의 다양한 감염원으로부터 우리 몸을 보호하고 지키는 시스템을 말한다. 체내 면역계에는 바이러스, 세균 등 인체에 유해한 침입에 대항하는 면역글로불린이라는 단백질이 있다. 그중 면역글로불린E라는 항체는 각종 알레르기에 관여하는데, 인체에 크게 유해하지 않은 음식이나 환경에도 과민반응을 보여 알레르기를 일으킨다. 대개 아토피 피부염의 80% 정도가 면역글로불린E 수치가 높게 나타난다.

또 아토피 피부염이 나타나는 데는 환경적 요인이 있다. 기후의 변화, 전신 및 피부감염, 예방주사 접종, 항생제사용, 개인위생, 도시화, 사회적 선진화, 경제적 여건, 모유 수유 및 이유식, 정신적 스트레스, 공해, 자외선, 산업화 등에 의해 아토피 피부염이 증가한다. 즉 음식과 환경에 대한 알레르기, 면역체계 이상, 환경적·사회적 인자 및 심리적 연관성 등이 서로 복합적으로 작용하여 아토피가 발생하는 것으로 추정하고 있다.

소아와 성인의 아토피 피부염의 차이점은?

아토피 피부염은 대개 유아나 소아 때 시작된다. 환자의 90% 이상이 5세 이전에 아토피 증상을 보인다. 생후 2~3개월에 시작해 5~6세경, 사춘기를 전후하여 증상이 좋아지는 일반적인 아토피 피부염과는 달리, 사춘기 이후에 발생하여 성인기까지 지속되는 후발성 아토피 피부염을 성인형 아토피 피부염이라고 한다.

유아기 아토피 피부염은 생후 2개월에서 2년 사이에 나타나는데, 이 시기에는 성장과 세포분열이 왕성해 피부는 매우 얇고 피부세포들 사이의 결합력도 약하기 때문에 금방 진물이 흐르고 고름과 딱지가 앉는다. 열이 많은 시기라서 감기만 걸려도 금방 열이 오르고, 피부염이 생기면 갑자기 확 번지는 경우도 많다. 주로 얼굴이 튼 것처럼 양 볼이 빨개지면서 염증과 진물이 반복되는데, 침을 많이 흘리는 시기이기 때문에 특히 양 볼의 증상이 악화되기 쉽다. 그 외에도 외부 환경과 노출이 더 많이 되는 팔다리 부위에 피부 증상이 많이 생긴다. 유아기에는 음식물에 대한 과민반응도 아토피 피부염을 일으키는 주요 원인이 된다. 소화 기능의 미숙으로 달걀, 우유, 콩 등의 단백질이 불완전하게 분해되면서 체내에서 이물질로 인식하여 과민반응을 일으키게 된다. 피부 알레르겐 검사를 통해 이들 물질에 대한 과민반응을 검사하기도 하는데, 한 가지 맹점은 음식물은 소화가 되면 다른 물질로 변하므로 이러한 검사로 정확히 파악되지 않는 한계점이 있다.

만 2세에서 12세 사이에는 진물은 적고 피부가 건조하거나 구진형(피부가 패인 것이 아니라 솟아올라 있거나 융기된 형태)으로 나타나는 경향이 많다. 피부 건조, 가려움이 심해지고 얼굴이나 목, 손목, 발목, 팔꿈치 안쪽, 무릎 뒤쪽 등 접히는 부분에 많이 발생한다. 소아 아토피 피부염 환자는 계속되는 가려움으로 집중력이 떨어져 책상에 오래 앉아 있질 못하고 예민해져 대부분 밤에 잠을 이루지 못한다. 행동적, 정서적으로 불안정한 경우가 있어 우울과 불안이 소양감을 더욱 악화시킬 수 있다. 소아 아토피 피부염은 인체 면역기능이 최고조에 이르는 12~13세에 없어질 확률이 높다.

2차 성징이 시작돼 성인의 몸으로 완성되어가는 시기인 사춘기에 갑자기 생기거나 심해진 아토피 피부염의 경우 성인형 아토피 피부염으로 진행될 확률이 높다. 심한 가려움증과 함께 긁어서 진물과 딱지가 생기다가 피부가 건조해져 거칠어진다. 또 피부 결이 두꺼워지는 태선화와 색소침착이 함께 나타나는 만성습진이 특정 부위에 집중적으로 나타난다.

성인형 아토피 피부염은 증가추세인가?

언제부터인가 '아토피 피부염＝소아질환'이라는 공식이 깨졌다. 다 나은 듯했던 아토피 피부염이 뒤늦게 재발하거나, 어렸을 때는 전혀 아토피 피부염이 없었던 사람이 20~30대가 되어 처음 발병한 경우가 빈번해진 것이다. 국민건강보험공단에서 발표한 건강보험 빅데이터 분석을 살펴보자. 2010년부터 2015년까지 우리나라에서 아토피 피부염을 진단받고 치료한 연평균 환자 수는 소아(0~19세)가 약 68만 명, 성인(20세 이상)은 약 35만 명으로 소아 환자가 2배가량 더 많다. 하지만 2010년부터 2015년까지 소아 환자는 점점 줄어들지만, 성인 환자는 점점 늘어나는 추세이다.

성인형 아토피 피부염은 재발이 흔하고 심한 임상 경과를 보인

우리나라에서 아토피 피부염을 진단받고 치료한 연평균 환자 수

	2010년	2011년	2012년	2013년	2014년	2015년
소아	766,244	738,663	685,865	680,101	633,179	599,215
성인	333,385	334,557	340,299	357,894	371,990	378,375

단위: 명

다. 또 난치성이라 질환의 경과와 예후를 예측하기 어려워 평생 지속될 가능성이 있으며, 대인관계에 관한 정신적인 면까지 악화시켜 가정과 학교, 사회생활에 지장을 초래하기도 한다. 소아질환이라고 여겨졌던 아토피가 왜 성인에게도 점점 흔해지게 된 것일까? 성인형 아토피 피부염의 발병요인 역시 유전적 소인에 다인자적인 소인과 다수의 환경적 요인이 관여하는 것으로 추정되고 있으나, 유전적 소인보다는 산업화, 도시화, 의식주의 서구화, 공해, 정신적 스트레스 등의 환경요인이 중요한 역할을 하는 것으로 보인다.

한의학에서 말하는 아토피 피부염 발생 원인은?

아토피 환자 중에는 면역력이 떨어져서 아토피가 생긴 것 같아 홍삼이나 보양식을 챙겨 먹었다는 환자들이 있다. 면역력이 약해지면 외부 물질이 침입해도 내 몸이 제대로 방어를 하지 못하니 최전선 방어막인 피부에서 염증이 생겼다고 생각한 것이다. 이는 음식이 부족했던 시절에는 가능한 상황이지만 현대는 영양 과잉의 시대

다. 따라서 면역력이 떨어져서 염증이 생기기보다는 면역체계가 혼란한 상태인 경우가 많다. 그렇다면 면역체계가 혼란해진 이유는 무엇일까? 외부 침입자로부터 나를 지키는 내 몸속의 면역물질이 오히려 나 자신을 공격하는 일이 왜 일어나는 것일까?

한의학에서는 그 원인을 '열독' 때문이라고 본다. 그렇다면 이 열독은 어디에서 온 것일까? 우리의 몸이 외부와 접촉하는 방법은 크게 세 가지가 있다. 피부, 호흡기, 소화기이다. 호흡기에서는 공기와 접촉하고, 소화기에서는 음식물과 접촉한다. 입으로 들어와 위에서 잘게 부서진 음식물은 소장과 대장에서 흡수된다. 장에서는 이 외부 물질이 내 몸에 도움이 되는 영양 물질인지 해가 되는지를 판단하여 받아들일지 말지를 결정한다. 장은 대표적인 면역기관으로 우리 몸 면역의 70%를 담당하는데, 장 면역체계의 핵심 역할을 하는 것이 유산균(유익균)이다. 유산균은 외부에서 침입한 유해 세균을 막고 각종 질병에 대항하는 면역작용을 한다. 장에는 수백조 개의 미생물이 서식하고 있는데 유산균과 유해균으로 나뉘어 자리싸움하며 서로 균형을 잡고 있다. 그런데 외부의 독소가 유입되면 장속 부패균이 늘어나 장내 세균총의 균형이 깨지는 것이다.

장내 유산균을 죽이는 외부독소를 '장 독소'라고 부른다. 대표적인 장 독소는 항생제와 식품첨가물이다. 항생제는 현대인들을 수많은 세균감염으로부터 지켜주는 고마운 물질로 체내에 침입한 나쁜 균을 죽인다. 하지만 이때 융단 폭격하듯 우리 몸에 좋은 유산균도 함께 죽인다. 따라서 무분별한 항생제 사용은 득보다 실이 많을 수

있다. 우리나라에는 단순 감기에도
항생제를 쉽게 처방하는 경향이 있
다. 특히나 아이들은 어른보다 감
기에 더 자주 걸리고, 감기에 걸리
면 열도 더 많이 나기 때문에 항생
제 노출 빈도가 더 잦을 수 있다.
약으로 처방받는 것 이외에도 공
장식 사육을 하여 생산한 육류 속
에도 항생제가 많이 들어 있다. 또

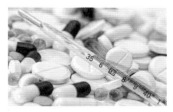

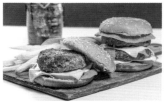

한 인공적으로 만들어진 화학약품인 식품첨가물은 인체 내에서 소
화, 흡수를 방해하기 때문에 그 자체가 열독이다. 스트레스로 인
한 열도 만만치 않다. 가려움으로 인한 수면장애로 짜증이 늘어나
며, 아이의 경우 어린 마음에 수치심이 생겨 주눅이 들기도 하고
내성적인 성격이 되기도 한다. 학습이나 놀이, 운동에 제한을 받
으므로 친구들과의 관계에도 영향을 주어 심리적으로 고통 받는
아이들이 많다.

　장 독소의 외부유입과 심리적 스트레스 등으로 인해 장 점막에
염증을 일으키고 부식되면 그 사이로 장 독소가 혈액으로 흘러 들
어가게 된다. 장에서 흘러들어온 독소는 제일 먼저 간으로 보내진
다. 간의 대표 기능은 해독작용이다. 1,000가지가 넘는 효소로 장에
서 흡수된 영양분을 분해하고 오염물질을 해독한다. 여기서 문제는
독소의 양이 간의 해독능력을 초과하는 경우 독소가 축적되어 '간

독소'가 된다. 간에서 미처 해독되지 못한 독소들은 혈액에 남아 유해물질을 함유한 상태로 순환하게 되는데 이것을 '혈액 독소'라고 한다. 오염된 혈액은 인체의 면역시스템에 혼란을 주어 면역 교란을 일으키며, 혈액 독소는 전신을 순환한 끝에 피부에 축적되어 '피부 독소'가 되고 그로 인해 소아 아토피 피부염이 발병하게 된다. 혈액이 깨끗하면 피부에 영양과 산소를 충분히 공급하기 때문에 피부가 깨끗하고 건강하다. 혈액이 더러우면 혈액 독소가 피부에 축적되어 피부질환을 일으키는데 아토피 피부염은 장 독소, 간 독소, 혈액 독소, 피부 독소의 4중 독소로 인해 발병한다.

아토피 환자들은 어떤 음식을 피해야 하는가?

아토피 피부염 아이를 둔 엄마는 고민이 많다. 답답한 마음에 알레르기 검사를 해봐도 온갖 식품 알레르기에 정상 반응이 나오는데 음식을 굳이 가려야 하는지도 궁금하다. 음식을 가려 먹인다면 어떻게 기준을 잡아야 하는지 인터넷을 뒤져보고 책을 찾아보고 의사의 말을 들어봐도 다 조금씩 다르니 혼란스럽다. 게다가 피부염에 좋지 않다고 하는 음식 중에는 아이들이 좋아하는 음식이 많다. 과자, 케이크, 탄산음료, 피자, 치킨 등. 참으라고 하지만 아이가 힘들어하면 마음이 약해진다.

아토피는 유전적 소인이 큰 질환이기 때문에 소화관이 미숙한 영유아기가 아니면 굳이 음식을 가리지 않아도 된다는 소견도 있지만, 나는 그렇게 생각하지 않는다. 19세기 철학자 루트비히 포이어바흐는 이렇게 말했다. '우리가 먹는 것이 바로 우리다!You are what you eat' 나는 이 말에 전적으로 동의한다. 내가 먹는 것이 곧 내 혈액과 내 세포 그리고 내 장기를 구성하는 것이기 때문에 몸에 해가 되는 음식은 가려 먹는 것이 중요하다. 아이는 생후 5~6개월에 쌀미음부터 시작해서 이유식을 먹기 시작하고, 돌 전후가 되면 사실상 대부분의 음식을 먹는다. 따라서 돌 즈음 아이의 식습관은 그 아이 가족의 식습관과 거의 같아진다. 논란이 있지만 나는 대표적인 알레르기 식품들은 피하라고 얘기한다. 우유, 계란, 갑각류, 등푸른생선 등은 면역체계를 불안정하게 만들 소지가 큰 음식이다. 피부가 갑자기 붉어지고 가려움증이 유독 심한 아토피 피부염의 급성기에는 피하는 것이 좋다. 하지만 자연에서 나온 식품들이기 때문에 어느 정도 면역체계가 안정되면 다시 복용할 수 있도록 한다.

환자들에게 식이 요법 설명을 할 때 내가 절대 양보하지 못하는 음식은 가공식품과 밀가루다. 아이들이 즐겨 먹는 초코 과자의 뒷면을 한 번 보시라. 달콤하고 부드러운 초콜릿과 바삭한 비스킷의 환상적인 조합을 만들어 내기 위해서 많은 종류의 합성첨가물이 들어있다. 경화유, 산도 조절제, 합성향료, 복합 조미료, 정제 설탕, 정제 소금 등은 모두 화학적 방법으로 만들어진 합성품들이다. 액체 형태의 식물성 기름을 상하지 않고 오랜 기간 보존하기 위해 만드는 경화유가 만들어지는 과정은 이렇다. '고온 고압 조건에는 촉

매로 니켈이나 알루미늄, 동과 같은 중금속이 필요함. 이 상태에서 수소가스를 불어 넣음.' 굉장히 복잡한 과정인데 그 과정 중에 듣기만 해도 거부감이 드는 물질들을 사용한다. 아무리 정제를 잘해서 법적으로 식품 기준에 부합시킨다 해도 어디까지나 그 기준은 사람들이 약속한 기준일 뿐, 인체에 무해하다는 것을 완벽하게 증명하기는 어려울 수 있다. 하지만 몸은 분명히 말한다. 인스턴트 식품으로 끼니를 때우고 과자, 빵 등 식품첨가물이 많이 들어간 간식을 즐기는 사람들은 건강한 식생활을 하는 사람보다 아토피 피부염뿐 아니라 여러모로 건강이 좋지 않다.

정제 설탕도 '깨끗한 설탕'이니까 좋아 보인다. 하지만 설탕 분자 외에 사탕수수에 있는 식이섬유나 다른 물질을 완전히 제거한 것으로, 칼로리 외에는 남아 있는 것이 없으니 과잉된 에너지는 몸속에 남아 결국 열독으로 변한다. 밀가루도 마찬가지다. 통밀은 괜찮다. 하지만 통밀을 갈아서 식이섬유를 파괴하고 방부제와 표백제를 넣어서 빵이나 면을 더 만들기 쉽게, 더 먹기 좋게 만든 밀가루는 자연식품이 아닌 가공식품으로 보는 게 맞을지도 모른다. 게다가 빵이나 면을 쫀득쫀득하게 만드는 '글루텐 단백' 성분은 밀가루 중에서도 알레르기를 잘 유발하는 성분이라고 알려져 있다.

밥은 탄수화물 외에도 식이섬유, 비타민, 지방 등의 영양소로 분해되고 필요 없는 찌꺼기는 몸 밖으로 배출된다. 모든 자연식품이 다 그렇다. 하지만 정제된 식품들은 화학 공정을 거친 물질이어서 우리 몸에서 소화, 흡수하는데 이상 반응을 겪는다. 일부는 대소변으로 배출되지만 몸속에 남아 혈액을 오염시키고 몸을 병들게 하는 경우가 많다. 아무리 열독을 다 제거해도 인스턴트 식품, 과자, 밀가루 등을 끊지 않으면 독은 다시 쌓일 수밖에 없다. 자동차의 엔진을 아무리 새것으로 교체해도 지저분한 기름을 주입하면 엔진은 또 고장이 날 수밖에 없는 것과 같다.

이미 식품첨가물에 중독돼 있기 때문에 이러한 식품을 단숨에 끊기란 쉽지 않다. 입에서 좋아하고, 뇌에서 즐거워하는 음식을 찾기보다는 내 몸을 건강하게 만드는 음식에 길들 수 있도록 노력해야 한다. 아이들이 간식으로 야채나 과일을 먹는 것이 당연하게 돼서 빨간 파프리카와 노란 파프리카의 맛의 차이를 얘기하고, 과자나 불량식품은 찾지 않도록 식습관을 변화시켜 주어야 성인이 되어서도 건강한 식습관을 유지하기 쉽다.

아토피 환자들의 가려움이 심해지는 이유는?

가려움증은 아토피 피부염의 시작을 알리는 신호탄이자, 끝까지 남아있는 지독한 증상이다. 따라서 피부에 눈으로 보이는 염증이 없더라도 가려움증이 나타나는 게 아토피 피부염의 특징적인 증상이다. 이 가려움증은 본능적인 것이기 때문에 가려움을 참기란 쉽지 않다. 피부 증상 부위에 손을 대지 않으려고 노력하지만, 어느새 나도 모르게 긁게 되는데 의식적으로 완전히 성숙하지 못한 아이들은 가려움증을 제어하기 더 어렵다. 따라서 아이가 피부를 긁고 있다면 긁지 못하도록 알려줘야 한다. 또 가려움증은 대개 발작적으로 찾아오기 때문에 가려움이 심하게 몰려오는 순간에는 긁고 있는 아이의 손을 잠시 잡아주고 보습제를 얼른 발라주면 피부에 새로운 상처를 내지 않을 수 있다.

피부 가장 바깥에 위치한 각질층은 단백질이 풍부한 각질 세포와 그 사이를 채우고 있는 지질로 이루어져 있다. 단백질과 지질은 겹겹이 쌓인 벽돌과 벽돌 사이 공간을 견고하게 채우는 시멘트 구조로 되어 있어 피부 표면에서 수분이 빠져나가지 못하도록 하는 '벽돌 담장' 같은 역할을 한다. 그런데 가려움증 때문에 피부를 자꾸 긁다 보면 이 벽돌 담장이 깨지고 금이 가서 담장에서 머금고 있던 수분이 새어 나와 증발해 버리기 쉽다. 따라서 아토피 피부는 정상 피부보다 수분 유지력이 떨어져 피부가 금방 건조해지고 가려움증이 더 빨리 찾아오게 된다. 가려워서 긁다 보니 피부 수분 장벽이 망가지고, 이로 인해 수분이 금방 날아가 버리니 건조해져 다시 가려움증이 반복되는 이 악순환을 '가려움-피부 손상 순환기전'이라고 부른다. 따라서 가려울 때는 최대한 상처를 덜 내는 것이 중요하고, 가려움증을 예방하기 위해 하루 5회 이상(피부를 만져보고 건조하면 하루 10번도 더 보습을 해줘도 좋다) 충분히 보습제를 발라주고, 미리 실내 환경을 건조하지 않게 만들어 주는 것이 좋다.

아토피 피부염에서 조심해야 할 합병증은?

아토피 피부염 환자들이 주의해서 살펴야 할 합병증은 2차 감염과 안과 합병증이다. 아토피 피부염이 있는 아이는 긁어서 생긴 손상으로 인해 정상 피부보다 피부 장벽이 약해진다. 따라서 외부 세균이나 바이러스에 대한 저항력이 떨어지고, 이에 따른 문제가 발생한다. '농가진'이라고 부르는 세균감염은 황색포도상구균에 의한 감염이 흔하다. 그런데 이 균은 사람의 피부나 코 점막에 평소에도 존재하는 매우 흔한 균이다. 정상인의 피부에서는 별문제를 일으키지 못하지만, 피부가 벗겨진 상처에는 매우 잘 번식한다. 이 균은 손톱 아래에도 많이 있는데, 손톱으로 긁는다면 피부의 패인 상처에 균을 심어주는 것과 마찬가지다. 단순 포진바이러스가 피부염 부위에 감염되면 쌀알 크기의 작은 수포가 군집 형태로 생긴다. 중증 아토피 피부염 환아에게 자주 관찰되는데, 재발도 잦아서 면역력 저하와 관련이 있다. 그중에서도 가장 심각한 경우는 '카포시 수두양 발진Kaposi's varicelliform eruption'으로 전신에 붉은 수포가 갑자기 많이 발생하면서 고열, 임파선염이 동반되고 피부 증상은 점차 궤양화, 농포화 되었다가 호전되는 것이다.

안과 합병증은 아토피 피부염이 특히 얼굴에 뚜렷한 아이에게서 잘 나타날 수 있는 증상이다. 눈 주위 가려움으로 눈을 자주 비비면 지속적으로 안구에 외상을 입히고 압박감을 준다. 그 결과 결막이 손상돼 눈이 빨갛게 충혈되고, 심한 가려움, 작열감과 함께 점액성

분비물이 분비되는 결막염이 생긴다. 아토피 질환 자체에 알레르기 결막염이 포함되지만, 알레르기 결막염과 비교해 눈에 불편감이 훨씬 심하고 1년 내내 지속되기도 한다. 결막염이 반복, 악화됨에 따라 시력에 큰 지장을 주게 되는 백내장, 망막박리 등 심각한 질환으로 발전될 수도 있다. 눈이 침침하고 안개 낀 것처럼 흐린 느낌이 들면 안과 검진을 받고 적절한 처치를 받는 것이 좋다. 특히 망막박리는 응급한 질환으로 제때 대처하지 못하면 실명의 위험이 있으니 어느 날 아이가 눈 한쪽이 갑자기 안 보인다고 하면 반드시 안과 전문의를 찾아가 보는 게 좋다.

백내장이나 녹내장은 안구의 지속적인 압박 이외에 스테로이드의 무분별한 사용으로 생길 수 있다는 견해도 있다. 따라서 눈 주위에 스테로이드 연고를 사용하는 것을 조심하고 오남용하지 않도록 신경 쓰는 것이 좋다. 또 가렵다고 해서 아이가 눈 주위를 마구 비비거나 때리는 경우 발작적인 가려움이 지나가는 동안 잠깐 손을 잡아주고, 시원한 물에 씻은 손으로 눈 주위 피부를 잠시 진정시켜 주는 것이 좋다.

아토피 피부염에 도움이 되는 한약재는?

아토피 피부염의 치료는 피부 해독, 혈액 해독, 간 해독, 장 해독의 4중 해독을 하는 것이 포인트이다. 아토피 피부염에 도움이 되는 한약재는 시호, 숙지황, 생지황, 황련, 연교, 형개, 방풍, 강활, 독활, 적작약, 백작약, 석고 등이다. 문진, 복진 및 맥진 등의 다양한 진단 방법을 통해 환자 체질을 진단한 후 개개인의 체질에 적합한 한약재를 가감하여 처방한다. 대표적인 처방으로는 '청열해독산'이 있는데 4중 해독을 하여 면역력을 증강하고 염증을 없애는 효과가 있다.

아토피 피부염의 치료 기간은?

아토피 피부염 환자들은 대부분 피부과에서 피부 염증 완화 연고를 바르고 약을 복용하다가 낫지 않으면 혹시나 하는 마음에 치료를 바꿔보려고 한의원에 오는 사람이 많다. 연고를 오랫동안 발라도 잘 낫지 않으니 지역에서 유명하다고 하는 피부과나 대학병원에 내원해서 높은 단계의 연고를 사용하다가 오는 사람도 적지 않다. 아토피 피부염으로 한방치료를 하다 보면 위기의 순간이 몇 번 찾아오게 된다. 피부염에 사용하는 연고는 주로 스테로이드가 있고, 그 외에 면역 억제제를 사용하는 경우도 있다. 적당량을 적당 기간에 쓰면 염증 완화에는 도움이 되지만 장기간 사용 후 연고 사용을 중단하면 증상이 다시 악화되는 반동현상이라는 부작용이 생긴다. 이 반동현상은 꽤 무섭다. 스테로이드를 장기간 사용한 후에는 피부가 얇아져서 증상이 다시 올라왔을 때 그 부위가 원래의 증상보다 훨씬 넓어진다. 가려움증도 극심하고, 심하면 표피가 벗겨지고 진물이 심하게 흐르는 경우도 있다. 이때가 첫 번째 위기의 순간이다. 환자들을 보면 스테로이드 사용 기간, 횟수, 강도에 따라서 편차는 있지만 대개 한 달에서 두 달 정도가 지나면 반동현상은 점차 잦아들고 정점을 찍었던 증상도 많이 완화된다.

두 번째 위기의 순간은 방심하는 순간이다. 한두 달 정도 고생하면서 열심히 치료하던 환자들이 증상이 잦아들고 잠도 좀 잘 수 있고 '살 만한 정도'가 되면 이제껏 치료 다니느라 미뤄뒀던 약속도 가야하고, 그러다 보면 규칙적으로 내원하는 것도 한두 번 빼먹게 된다. 철저하게 가리던 식단도 '한 번쯤은 괜찮겠지'라는 생각에 인스턴트, 치킨, 피자 등을 먹게 되고 어느 날 갑자기 피부가 다시 뒤집어져서 깜짝 놀라게 된다.

세 번째 위기의 순간은 치료 권태기이다. 처음보다는 가려운 횟수도 덜하고 겉에 올라온 피부 발진도 작아지긴 했지만, 더 줄어들지 않고 호전이 더딘 것 같은 시기가 찾아온다. 치료하는 입장에서는 이때가 가장 중요한 위기의 순간이라고 생각한다. 공부와는 담을 쌓고 지내서 매일 0점 맞던 학생이 마음먹고 공부를 해서 70~80점 맞는 것은 어느 정도의 노력으로도 충분히 이뤄낼 수 있지만, 그학생이 더 욕심을 내서 100점을 맞는 것은 지금까지 노력의 2배 이상을 기울여야 한다. 이 순간이 바로 그 2배 이상의 노력을 기울여야 할 시간이다. 만성 피부염은 계단식으로 호전되는 경향이 있는데 이 시기에 꿋꿋하게 원래의 치료를 그대로 유지하고 생활 관리에 계속 신경을 쓰면 어느 순간 확 좋아지는 것을 경험할 수 있다.

피부염은 적어도 3~6개월 정도 긴 호흡으로 치료를 하는 것이 맞다. 단지 피부 겉면의 염증을 완화하는 것만이 중요한 게 아니다. 예민해지고 혼란한 면역체계가 제자리를 찾게 해야 하는데 이는 상당한 시간과 노력이 필요하다. 특히 아이의 경우 불안정한 면역체계가 완전히 자리 잡는 나이가 될 때까지 면역체계를 튼튼히 해줘야 한다는 생각을 가지고, 성인 아토피로 발전되지 않도록 사춘기까지는 꾸준히 관리해 주는 것이 좋다.

아토피 피부염, 과연 완치가 가능할까?

긴 시간 동안 아토피 피부염 치료를 받는 환자분들이 꼭 하는 질문이 있다. "선생님, 이게 완치가 되는 병이긴 할까요? 열심히 치료를 받으면 좋아졌다가도 또 조금 방심하면 자꾸 가려워져서, 평생 안고 가야 하는 병인 것 같아요."

아토피는 사실 완치되는 병이 아니다. 원인이 명확한 질병에 걸려서 그 원인이 확실히 제거되었을 때 '완치되었다'고 한다. 수두나 홍역처럼 바이러스가 내 몸에 침입했다가 고열을 앓은 후에 몸이 회복되면 내 몸에서 해당 바이러스에 대항하는 항체가 생겨 앞으로 평생 그 질병이 생기지 않는 '완전면역'을 획득한 질환에나 붙일 수 있는 말이다. 하지만 아토피는 그렇지 않다. 정확한 원인을 콕 집어 얘기할 수 없고, 여러 가지 원인이 복합적으로 문제를 일으키는 질환이기 때문이다. 이런 면역 불균형과 관련된 질환에서는 완치라기보다는 '관해'라는 용어를 사용한다. 관해는 일시적이건, 영속적이건 자타각적 증상이 감소한 상태를 말한다. 즉 현재 증상이 없어서 생활하는 데 불편함을 느끼지 않는 안정적인 상태인 것이다. 다만 신체적, 생리적, 환경적 조건이 변하면 다시 증상이 나타날 수 있는 상태이므로 꾸준한 관리가 필요한 질환이다. 따라서 치료의 목표를 작은 크기의 발진이 하나도 없게 만들어 내 생활의 질을 떨어트리지 않고 유지할 수 있도록 잡는 것이 좋다. 아토피는 열독에 의해 생기는 질병이다. 시간이 걸리기는 하지만 열독을 풀어주고 더 이상 내 몸에 열독이 쌓이지 않도록 관리하면 충분히 호전될 수 있고, 좋아질 수 있는 병이다.

3부

잡병편

雜病篇

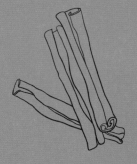

부인·남성 질환

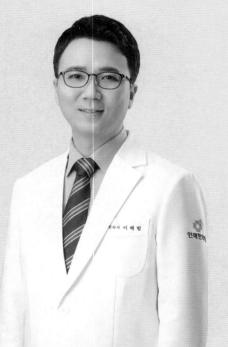

이해범 **원 장**

KAIST 전자과 졸업

동국대학교 한의학과 졸업

경희대학교 대학원 한의학 석사 졸업·박사 수료

대한한의진단학회 회원

대한한방부인과학회 회원

한방비만학회 회원

전) 경희대학교 한방병원 연구원

현) 인애한의원 왕십리동대문점 원장

인애한의원 왕십리동대문점

주 소 서울특별시 성동구 고산자로 255
전 화 02-6959-1075
홈페이지 www.omdi.co.kr

난임의 극복

1년이 지나도 자연 임신이 되지 않는다?
그렇다면 난임을 의심해보자.

초혼 나이가 점점 높아지고 있다.
이로 인해 자연스럽게 임신을
시도하는 연령 또한 높아졌으며
임신 성공 확률은 낮아지고 있다.
난임을 겪는 부부가 늘어나고 있는 것!
흔히 난임은 여성 측에 문제가 있다고 생각하지만
남성 혹은 부부 모두 문제가 있을 수 있으므로
정확한 진단이 이루어져야 한다.
그렇다면 한의학에서는
어떤 도움을 받을 수 있을까?
난임 문답을 통해 그 해답을 찾아보자.

난임難姙은 무엇인가?

난임이란 한자의 뜻 그대로 임신이 어렵다는 것이다. 수년 전까지만 해도 불임不姙이라는 용어가 통용되었으나 임신이 불가능하다는 부정적인 뜻으로 해석되기에 최근 난임이라는 용어가 공식적으로 사용되는 추세이며, 본질적으로는 같은 용어이다. 이러한 추세로 2012년 모자보건법 일부 개정 법률이 공포돼 그동안 모자보건법에서 사용되었던 불임이라는 용어가 난임으로 바뀌었다. 의료용어의 경우는 아직 '불임증'을 중심으로 불임이라는 용어가 남아 있다.

난임 자체는 임신불능妊娠不能과는 다른 말이다. 임신불능은 임신을 할 수 없는 상태를 말하지만, 난임은 그동안 임신이 되지 않았고 임신 확률이 저하되어 있다는 의미이다. 난임은 질환명이 아니고 증상이다. 따라서 원인을 찾고 해결해서 증상을 해소할 수도 있고, 원인을 해결하지 않더라도 임신에 성공할 수 있도록 도움을 받을 수도 있다. 따라서 그동안 지속적으로 임신이 어려웠다면 의학적인 도움을 받아 임신의 가능성이 올라가도록 하면 된다.

일반적으로 부부가 피임하지 않고 임신을 시도를 했을 때 1년이 지나도 임신이 되지 않으면 난임으로 정의한다. 과거에는 임신 시도를 했는데도 2년 이상 임신이 되지 않는 경우를 난임으로 진단했다. 하지만 과거에 비해 현대는 결혼연령이 계속 높아지고 있어서 그 기준이 1년으로 줄었다. 특히 만 35세 이상의 경우 6개월 동안 임신이 되지 않으면 난임의 진료가 필요하다고 간주한다. 연구에 따르면 정상적인 부부의 1배란 주기당 임신 확률은 연령에 따라 다르지만 평균적으로 약 20% 전후로, 12개월 내에 임신한 비율은 약 85% 정도이다. 1년간 임신하지 못했던 부부들 중에서 약 50%는 다음 해에 임신하기도 한다. 2019년 조사로는 결혼한 부부의 12.1%가 난임을 겪고 있다고 하고, 여성 배우자가 35~44세인 부부의 경우 약 30% 정도가 난임을 호소하고 있었다. 여성의 연령이 증가할수록 임신율과 출생률은 감소하고, 유산율 등의 위험도는 증가한다. 나이가 들수록 이미 배란된 난자로 인해 난포의 잔여 용량이 줄어들고, 노화된 난자가 배란되기 때문에 난자의 질이 떨어지거나 임신에 불리한 난자를 배란하게 될 가능성이 높다. 남성의 경우도 역시 나이가 증가할수록 임신능력이 떨어진다.

다음 페이지 첫 번째 그래프는 한국 여성 1,000명당 신생아 수 그래프로, 2017년 OECD Family Database에 등록된 자료를 가공하여 연령대별로 도식화한 자료이다. 이 그래프에서처럼 여성은 만 35~40세, 혹은 그 이상이 되면 출산율이 줄어든다. 두 번째 그래프는 2016년에 시행된 한 사업의 난임 시술 시 연령대별 임신 성공률

한국 여성 1,000명당 신생아 수

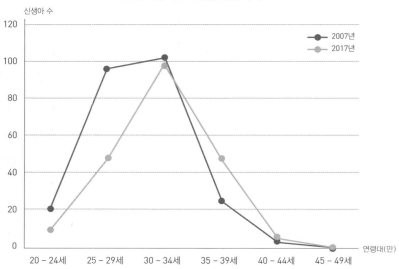

2016년 난임 시술 연령대별 임신 성공률

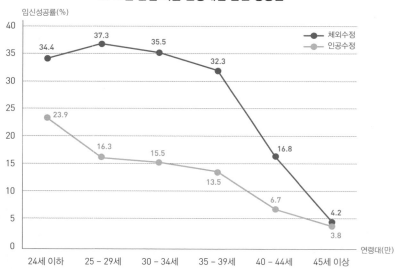

이다. 이 그래프에서는 만 40세가 넘으면 임신 성공률이 급격히 떨어진다. 따라서 임신을 원하는 부부 중에서 나이가 많은 부부의 경우, 한 해라도 빨리 임신을 계획하고 실행하며 적극적인 노력을 하는 것이 필요하다. 만일 부부의 적극적인 임신 시도에도 불구하고 임신이 잘 되지 않는다면 반드시 의료기관을 찾아 진찰을 받는 것이 좋다. 만약 여성 혹은 남성에게 임신을 방해하는 뚜렷한 문제가 있는데도 모른 채로 방치하는 경우 임신에 유리하지 않은 상태가 지속되고, 임신 확률이 낮아진 상태로 연령이 차츰 증가해버리기 때문이다.

특히 여성의 생리 주기가 불규칙하거나 정상 범위(21~35일)보다 짧거나 길면 배란도 불규칙적이고, 다른 질환이 있을 가능성이 높기 때문에 반드시 진찰을 받아야 한다. 난임의 진찰 없이 장기간 자연임신만 시도하는 경우 출산 가능성은 낮아지고 검사와 치료의 비용 부담이 증가될 수 있다. 그러므로 위의 설명대로 본인이 난임에 해당하는 것 같으면 가급적 빠른 시기에 의료인의 진찰을 받아보는 쪽을 적극 권장한다.

난임의 원인은 무엇인가?

난임의 원인은 매우 다양하다. 크게 나누어 보면 여성 요인, 남성 요인, 양측 원인, 원인불명 등으로 나눈다. 조사방식이나 보고에 따라서 조금씩 다르지만, 난임을 호소하는 부부의 경우 여성의 요인이 약 30~40%, 남성의 요인이 약 30%, 부부 양측 요인이 약 10%, 원인불명은 25% 내외로 보고 있다. 따라서 난임 부부의 경우 난임의 원인을 찾아보면 남녀가 거의 비슷하거나, 혹은 여성의 요인이 조금 더 높은 정도다. 그렇기 때문에 임신 계획에 비해 임신 소식이 늦어진다면 여성뿐만 아니라 남성 역시도 원인을 찾기 위해 적극적으로 나설 필요가 있다.

여성 난임을 좀 더 자세히 보면 배란 인자, 난관 및 복막 인자, 자궁 인자, 자궁경부 인자로 나눈다. 여성의 생리는 시상하부-뇌하수체-난소로 이어지는 긴밀한 상호작용으로 이루어지는데 이를 HPO축이라고 부른다. HPO축을 구성하는 요소의 원인으로 인해 내분비계에 영향을 미치거나 배란에 영향을 미치는 경우를 배란 인자라고 하며 여성 난임의 약 30~40% 정도를 차지한다. 배란이 되면 난자가 난관을 거쳐 자궁으로 원활히 이동하는 과정도 중요하다. 이때 난관이 난관수종, 난관간질부폐색으로 인해 난자의 이동에 부정적인 영향을 미치는 것을 난관 및 복막 인자로 분류하며 여성 난임의 약 30~40%가 이런 원인으로 분류된다.

임신중절술, 자궁 내 피임장치 등의 물리적이고 기계적인 자극으로 인해 자궁내막이 유착되고 섬유화되는 경우가 있고, 이 때문에 자궁 내부의 공간이 협소해지기도 한다. 이러한 아셔만 증후군을 포함해 자궁내막증, 자궁근종, 자궁 기형 등 자궁 체부의 원인으로 인해 자궁 내부, 자궁내막에 영향을 미쳐 임신에 좋지 않은 영향

2010년 WHO 발표 5차 정액 검사기준

항목	정상하한치
정액량(ml)	1.5
정자농도(10^6 per ml)	15
총운동성(PR+NP, %)	40
전진운동성(PR, %)	32
정자형태(정상모양, %)	4
총정자수(10^6 per 사정)	39
정자생존율(%)	58

을 주는 경우를 자궁 요인으로 분류하며 여성 난임의 5～10%에 해당하는 것으로 조사된다. 이외에도 자궁경부에 면역 이상으로 인해 정자의 진입을 저해하는 자궁경부 인자는 약 5%에 해당한다.

남성 난임은 정자생성 장애, 정로통과 장애, 부성기 장애, 생식기능 장애가 있고 정액에 이상이 있는 경우가 대부분이다. 이 때문에 남성 난임의 검사로 일차적으로는 정액 검사를 추천하고, 이를 통해 정자 결핍증, 정자 무력증, 기형정자증, 무정자증 등의 이상이 있는지 살피게 된다. 정액 검사의 기준은 시기별로 달라져 왔는데, WHO의 기준은 위 표와 같이 2010년에 발표된 5차 정액 검사가 가장 최신이다. 이중 위의 5가지 지표(정액량~정자형태)를 주로 사용하게 된다.

원인불명의 난임은 시기와 조사 방식, 보고 방법에 따라서 조금씩 차이가 있지만, 보통 난임 부부의 약 25%, 시험관시술을 받은 부부의 약 50%가 원인불명으로 인한 난임으로 보고되었다. 원인불명의 난임이란 난임의 기준에 해당하지만 의학의 발전과 의료기기의 발달에도 불구하고 현재 인류가 가진 기술로는 아직 원인을 잘 모르겠다는 의미이다. 이러한 원인불명의 난임은 '원인이 없다'는 쪽보다는 '원인을 아직 정확히 찾지 못했다'는 쪽의 의미에 가깝다. 따라서 원인불명의 난임은 원인이 밝혀진 난임보다 까다롭다고 여겨진다.

원인불명의 난임으로 진단받은 경우, 구조적인 원인 외에 임신에 불리한 다른 요소들은 없는지 조금 더 넓고 다양한 면을 고려해보는 쪽이 좋다. 이 때문에 원인불명의 난임이라도 임신의 가능성을 높이기 위해 양방 의료기관과 한방 의료기관 모두의 도움을 받는 것은 중요하다고 생각한다. 따라서 이 경우 자궁과 난소처럼 일부 기관이 아니라 몸 전체의 관점에서 균형 있고 튼튼한지도 함께 살피게 된다. 오장육부가 조화를 이룰 수 있도록 좋은 습관을 챙기고, 나쁜 습관을 멀리해야 한다.

특히 규칙적으로 운동하고 과도한 음주를 멀리해야 한다. 체중 관리도 필요하다. 지나치게 마르거나 살이 찌면 그 역시도 임신에 불리하다. 최근 비만 여성들이 임신이 잘 되지 않아서 내원하는 경우가 있는데 이 경우 성호르몬이 불균형해지거나 습담濕痰의 증상이 많이 나타나기도 해서 치료와 교정이 시도된다. 원인불명의 난임은 남성 역시 임신의 가능성을 높이기 위해서 최상의 몸 컨디션으로 정자를 만들고 있어야 한다. 술, 담배, 피로, 체중 등을 관리하고,

엽산 등 임신에 유리한 영양소들을 함께 잘 섭취해주는 것 역시 중요하다. 이를 통해 남성 쪽은 좋은 정자가 생산되고, 여성 쪽은 규칙적인 배란을 통해 좋은 난자를 품어서 건강한 임신이 되도록 남녀 모두 준비해야 한다.

한의학에서 보는 난임은?

난임은 단순히 임신이 안 되는 증상이라고 간단하게 볼 수도 있지만, 남성 혹은 여성 어느 한 사람만의 요인이 아니라 두 사람의 요인 모두를 고려하면서 접근해야 한다. 한의학 고전에도 같은 인식이 있었다. 당시에는 세대와 가문의 연속을 위해 출산이 큰 문제였던 만큼 상당히 많은 수의 고전에서 난임의 진찰과 치료를 다루고 있다. 난임을 다른 병의 범주에서 분리하여 구사求嗣(자손을 얻는 법), 구자求子(임신을 못하는 여성이 임신할 것을 바라는 것), 사육嗣育(아이를 낳아 키우는 것)과 같이 별도의 챕터로 구분하여 다루고 있다. 특히 여성 난임이 월경력과 상관이 있고, 남성 난임은 정액과 상관이 있음을 밝히며 치료법을 제시하였다. 현대에 이르러서는 고전에서 제시되었던 치료법이나 한약 처방 중에서 통계적으로 효과가 있는 치료들이 계속해서 밝혀지고 있다.

동의보감의 부인 챕터를 보면 '자식을 얻으려면 먼저 월경을 고르게 해야 한다. 자식이 없는 부인을 보면 월경이 빠르거나 늦고,

양이 많거나 적으며, 월경 바로 전이나 후에 통증이 있고, 색이 자줏빛이거나 검고, 붉거나 덩어리져서 고르지 못하다'라는 문장이 나온다. 그리고 그 이후에는 '남녀가 임신 시도 하는 것은 반드시 나이가 적당해야 한다'라는 표현이 나온다. 이처럼 월경을 순조롭게 만드는 것이 중요한 요소라는 점에 대해 인식하고 치료를 시도했음을 알 수 있다. 그리고 나이가 너무 늦지 않게 임신 시도를 하도록 권하고 있다. 현대에 와서는 이보다 조금 더 자세하게 진찰하고 다른 난임 요소들은 없는지 함께 살핀다.

여성의 경우 수정란의 착상 이후 태아발달과 출산을 담당하고 있기 때문에 남성보다 비교적 더 자세히 진찰하게 되며, 신체 증상의 종합적인 수집 후 다양한 한의학적 병의 분류 중 어느 쪽에 해당하는지 진단한다. 이러한 한의학적 진단이 끝나면 진단명과 증상의 정도에 맞게 치료계획을 세운다. 한의학에서는 신장 기운의 허약腎虛, 간기의 울결肝氣鬱結, 습담, 기혈의 허약氣血虛弱 등이 배란 요인, 자궁경부 요인, 영양 및 대사성 요인과 관련이 많은 것으로 보고 있다. 만약 난관 및 복막 요인, 자궁 요인이 있는 경우에는 어혈瘀血, 습담 증상과 관련성이 높은 것으로 보고 있다. 면역학적 요인이 있다면 주로 음허양항陰虛陽亢과 상관이 있는지를 먼저 살핀다. 이를 통해 지나치게 항진되어 올라간 증상이 있다면 낮춰주고, 과도하게 쇠약해진 부분이 있다면 올려주고 도와줘서 인체의 항상성 및 건강의 균형을 되찾도록 하는 것을 목표로 치료하게 된다.

한의학에서 남성 난임은 무자無子(대를 이을 아들이 없음)의 부분에

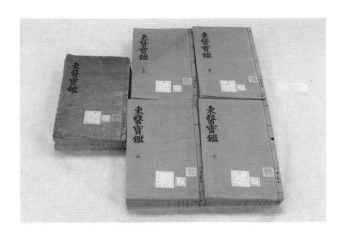

2001년 9월, 유네스코 세계기록유산으로 등록된 동의보감

서 다루어져 왔고, 여러 원인을 찾아 치료하는 방법을 사용해왔다. 동의보감에서는 부인 챕터 내의 구사 편에 보면 '남자는 신神이 넉넉해야 한다. 또한 욕망을 줄이고 마음을 맑게 하는 것이 가장 좋다'라는 문장이 나온다. 그 이후에는 여러 문장에 남성 난임에 대해 흩어져서 나온다. 요약하자면 너무 과도한 성생활을 한다면 줄이도록 지도하고 있으며, 너무 허약한 경우 치료를 하고 남성도 나이가 적당할 때 임신 시도를 하는 것을 권하고 있다. 특히 신체 전반의 증상을 체계적으로 수집하여 신장의 음기가 허약한지, 신장의 양기가 허약한지, 기혈 모두가 허약한지, 기운이 뭉쳐서 어혈이 되는지, 습이 뭉쳐있거나 혈로 변하지 않았는지 고루 살핀다. 현대의 한의학에서도 지나치게 허약하거나 너무 비만한 경우가 없도록 주의하

고, 성관계가 너무 과도하지 않도록 주의하고, 과도한 스트레스에
노출되지 않도록 살피면서 진찰하고 있다.

난임에 대한 한의학적인 치료는?

난임에 한의학적인 치료가 도움이 될지 궁금해 하는 사람들이 있
다. 현대의 연구자들 역시 이러한 궁금증으로 다양한 연구를 수행
하였으며 특히 침, 한약, 개별 한약재와 관련해서 많은 연구가 이
루어졌다. 난임을 해소하기 위한 한약은 배란 유도, 미성숙 난포란
의 유의한 성숙, 자궁내막의 유의한 증식, 임신의 성립과 유지와 관
련해 효과가 있다는 결과를 얻었다. 침 치료에 대한 연구 결과 역시
임신율에 긍정적인 영향을 미치는 것으로 나타났다. 이러한 연구가
보고된 연도를 괄호로 함께 표시하였다.

임신을 위한 한의학적인 치료는 비교적 안전하다. 한약재의 경
우, 2012년 4월부터 한의원, 한방병원과 같은 한방 의료기관에서는
식약처에서 정한 hGMP(우수한약제조 및 품질관리기준)를 통과한 의
약품용 한약재만 사용하도록 규정돼 있다. 이 기준은 설비시설부터
원자재의 입고 및 출하까지 식품의 기준보다 더 엄격하게 중금속이
나 농약 등의 농도를 측정하여, 기준 이하로 깨끗하고 기준 이상으
로 성분을 함유한 한약재만 한방 의료기관에 공급된다. 한방 의료
기관은 국가의 기준에 따라 유통되는 안전한 한약재를 사용하여 한

약을 조제하고 있기 때문에 중금속, 농약, 가짜 한약재들에 대한 걱정 없이 안심하고 복약할 수 있다.

임신을 위한 한약 복약 중에 임신이 되면 부부는 기뻐하면서 동시에 한약이나 한의학적 치료에 의해 태아가 나쁜 영향을 받는 것은 아닌지 염려하는 경우가 있다. 결론만 먼저 말하면 비교적 안전하고 오히려 유산을 막는 데 도움이 된다. 고빈도로 처방되는 한약재들은 임신에 나쁜 영향을 주거나 태아에 영향을 미치지 않으며(2014년), 임신 중 한약을 복약한 2,673명을 분석한 결과 역시 한약은 임신 중 사용이 안전하다고 보고했다(2016년). 지자체 난임 사업에서 한방 치료를 통해 임신 및 출산에 성공한 경우에서도 출산한 신생아의 기형률은 0%였다(2019년). 침 치료 역시도 안전한데, 침 치료는 임산부에게 적절히 적용된다면 거의 부작용을 일으키지 않았으며, 심각한 부작용은 거의 없는 것으로 평가했다(2014년). 최신의 연구 결과에서도 그 부작용은 드물다고 한다(2019년).

한의학적 치료는 유산을 저지하는 데도 도움을 준다. 높은 연령과 습관성 유산의 경험이 있는 산모를 대상으로 한의학적 치료를 시행했을 때 임신 및 출산을 무사히 완료할 수 있었다는 보고가 있으며(2012년), 절박유산 시 한약의 복용이 임신과 태아에 나쁜 영향을 미치지 않았다(2014년). 이에 대한 생리학적 기전은 임신 초기에 프로게스테론 분비를 정상 수준으로 되돌리고, 자궁상피와 기질에서 긍정적인 변화를 일으켜서 유산을 감소시키는 메커니즘이 밝혀졌다(2018년). 특히 난임 여성 중에서 여성 질환을 가진 경우 한약 치료가 도움이 된다. 난임에 많은 연관이 있는 자궁내막증을 가진 환자의 경우, 한약을 복약했던 환자들에게서 임신이 조금 더 빨리 이루어졌다(2013년). 또 다낭성난소를 가진 여성의 경우, 한약을 3개월간 투약한 경우 희발 월경이 감소되고 임신율이 증가하는 것으로 보고됐다(2017년). 일본의 보고에 따르면 난임을 호소하며 내원했던 환자들은 평균 6개월 동안 한약을 복용하여 임신하고 안전하게 출산했다고 한다(2018년).

난임과 관련된 보고는 모집된 난임 환자의 집단특성에 따라 여러 결과가 있다. 219명의 난임 여성에게 3개월간 한약 복약과 침 치료를 진행한 결과 임신 성공률은 21.5%였다(2016년). 또한 난임 여성 100명에게 한약 복용과 침 치료를 4개월 동안 병행했을 때 인공수정의 임신율과 비슷한 14% 정도로 나타났다(2019년). 어떤 보고의 경우 한방 치료 시 자연 임신율보다 낮게 나타난 자료도 있었다. 이는 해당 한방 치료를 위해 모인 난임 환자의 약 82%가 양방의 난임 치료에서 임신에 실패하여 한방 치료를 시작한 경우였으며, 그만큼 보통의 인구 집단보다 임신에 훨씬 유리하지 않았고, 난임의 중증도가 높았기 때문에 자연 임신율보다 낮게 보고된 것이다(2019년). 남성 난임에도 한의학적 치료는 도움이 된다. 정자의 질이 낮은 남성의 경우 한약과 침 치료를 포함한 한방 치료를 6~12개월 동안 받은 후, 약 58%가 임신에 성공했으며 인공수정과 시험관시술을 진행한 2명을 포함하면 70.5%가 임신에 성공했다고 보고됐다(2016년).

시험관시술, 시험관아기 등으로 알려져 있는 체외수정시술IVF을 받는 경우에도 한의학적 치료는 도움이 될 수 있다. 배란유도제 복약 시 난소 과자극증후군으로 인해 치료를 진행할 수 없던 환자가 한약을 3개월 복약하고 여성호르몬의 농도가 정상 범주가 되어 임신에 성공한 경우도 있다(1997년). 체외수정 시 침 치료에 대한 연구에서 주로 침 치료 시 임신율이 증가하는 것으로 보고됐다(2012년, 2016년). 체외수정 시 배아 이식 4주 전부터 주 2회의 전침 치료를 했을 때 자궁내막 순환을 개선시켰으며(1996년), 자궁동맥의 혈류가 침 치료 후 증가하고(1995년), 코르티솔과 프로락틴 조절이 개선되었다(2009년). 또한 시험관시술 시 저반응군에게 침 치료를 했을 때는 임신율이 향상되었다(2004년). 따라서 배아 이식 4주 전부터 배아 이식일까지의 침 치료는 자궁동맥의 혈류를 향상시키고, 호르몬 환경을 조절할 잠재력이 있는 것으로 판단할 수 있다.

2017년 연구에서 체외수정 시 침 치료는 임신율에 아무런 영향이 없다는 보고가 있었으나, 다시 최신의 2019년 연구에서는 그 결과가 바뀌어 전침과 함께 침 치료를 하는 경우 임신율이 약 15% 증가하는 것으로 보고되었다. 이는 체외수정 과정에서 여성의 불안 증상을 감소시키고 자율신경에 영향을 미치기 때문인 것으로 연구되고 있다. 체외수정 시 한약을 복약하는 것 역시 도움이 된다. 4,247명의 자료를 분석한 연구에서는 체외수정 시 한약을 복용하는 경우가 시험관시술만 단독으로 받는 경우보다 임신율이 높고, 추가로 자궁내막의 적절한 두께에 긍정적인 영향을 미친다고 보고됐다

(2014년). 일본의 보고에 따르면 체외수정을 받으면서 한약을 함께 복약한 경우, AMH의 농도가 개선되고 수정란의 수가 증가하는 것으로 나타났다(2018년). 따라서 시험관시술을 진행하거나 진행할 계획이 있는 경우 한방 치료를 병행하는 쪽이 도움이 될 수 있다.

출산 이후에도 한의학적 치료는 효과적이다. 출산 후 21,248명을 대상으로 한약을 복약했을 때 하복부 통증이 줄어들고, 모유 분비를 증가시켰다(2009년). 침 치료를 주 2회, 총 3주간 맞은 경우 모유 수유를 지속하는 비율에 긍정적인 영향을 미쳤으며, 이러한 효과는 최대 3개월까지 모유 수유를 유지하는데 더 효과적이다(2011년). 최근 일부에서는 목단피의 경우 유산과 조산 위험이 존재할 수 있다는 지적이 있지만 임신 가능성이 있는 시기에는 일반적으로 해당 한약재는 투약하지 않는다. 이외에 강황, 정향 등은 정자의 질에 좋지 않은 영향을 미치기 때문에 임신을 위한 한약에는 사용되지 않는다. 따라서 자격을 갖춘 한의사에게 치료받는다면 임신에 방해되는 한약재는 처방하지 않으므로 안심할 수 있다. 결론적으로는 무자격자가 아닌, 면허를 가진 한의사에 의한 한의학적 치료는 비교적 안전하고, 긍정적인 효과가 이루어지는 데 여러 방면의 도움을 줄 수 있다. 또 한약을 투약하면 배란율과 임신율이 상승하고, 유산율이 낮아지므로 유의미한 치료 효과를 얻을 수 있다. 특히 한방과 양방을 병용하는 한양방 병행 치료는 긍정적인 보고들이 많으며, 체외수정의 경우에도 도움이 된다.

일본은 한국과 달리 한의사가 따로 없다. 하지만 일본의 의료 제도상 일본의 의사는 양약뿐만 아니라 한약을 처방할 수 있기 때문에 한방과 양방 치료를 모두 사용하여 긍정적인 결과를 보고하는 경우가 많다. 이 때문에 일본의 의사들은 양방 치료의 단독사용 시 한계에 부딪히거나 양방 치료 시 부작용 관리가 필요하다면 한방 치료나 한양방 협진을 시도하여 좋은 효과들을 계속 학계에 보고하는 중이다. 한국의 경우 한의사 면허와 의사 면허를 동시에 가지고 있는 의사-한의사 복수 면허자만 일본처럼 한방 치료와 양방 치료를 같이 할 수 있다. 하지만 그 외에는 한 명의 주치의가 한방 치료, 양방 치료를 같이 시행할 수 없다. 그렇기 때문에 더 좋은 결과를 위해 한양방 병행치료를 원하는 환자들은 양쪽 의료에 대한 이해와 열린 자세를 가진 의사와 한의사를 찾아 한양방 협진을 시도해보는 편이 좋다고 생각한다.

난임 극복에 도움 되는 생활 관리는?

난임은 아니지만 건강한 임신을 원하는 부부, 혹은 난임 진단을 받았지만 임신의 가능성을 높이기를 원하는 이들에게 생활 관리 방법을 전하고 싶다. 건강한 임신은 부부의 노력이 동시에 필요하다. 남성과 여성에게 모두 좋은 습관을 소개하자면, 먼저 규칙적인 생활이다. 여기에는 운동, 식사, 취침 시간이 포함된다. 주 3~4회의 규칙적인 운동을 통해 신체를 건강하게 만드는 것은 남녀 모두에게 필요하다. 규칙적이고 적당량의 식사 습관으로 신체의 에너지 섭취를 일정하게 만들고, 너무 많거나 너무 적은 열량을 섭취하지 않도록 관리해서 에너지 대사를 안정적인 범위에 맞추는 것이 좋다. 여성의 경우, 체중이 너무 많이 나가면 생리의 문제가 생길 가능성이 높아지고, 자궁내막이 비정상적으로 두꺼워지거나 배란이 불규칙해질 수 있다. 남성 역시 체중이 너무 많이 나가면 남성 호르몬의 불균형이 생겨서 정상 정자 수의 감소, 정자의 운동성 저하, 성욕의 저하, 발기부전의 위험이 증가하는 것으로 알려져 있다. 또 밤 12시 이전의 일정한 시각에 잠들어 호르몬 분비와 신체의 회복을 도모하는 것이 중요하다. 일정한 생활 관리를 위해 흡연, 알코올, 생식기관에 독성이 있는 각종 약물의 접촉을 차단하는 것 역시 중요하다. 특히 흡연자는 비흡연자에 비해 난임률이 상당히 높다. 따라서 금연만큼은 건강한 임신을 위해 매우 중요하다. 알코올의 경우 술의 종류에 따라 1잔당 함유하고 있는 알코올의 양이 다르고, 여성과 남성의 1일 허용량이 달라 제한된 지면에 모두 소개하기 힘들다. 하지만 대략 술의 종류에 따라 하루에 2잔 이하로 섭취하면 무리가 없다고 할 수 있다.

또한 늦지 않은 임신계획을 수립하는 것이 좋다. 남성과 여성 모두 나이가 젊을수록 부부관계 시 임신이 될 가능성이 높다. 여성의 경우 만 35세가 넘으면 임신능력이 저하되기 시작하고, 남성 역시 만 35세가 넘으면 정상 정자의 비율이 줄어들거나 운동성이 떨어지기 시작한다. 따라서 결혼을 했다면 가급적 젊은 나이에 임신할 수 있도록 임신 계획과 자녀 계획을 세우는 것이 좋다. 엽산의 경우 태아의 신경계 발달에 중요한 역할을 하는데 지나치게 부족한 경우 유산으로 이어질 수 있어, 임신의 유지를 위해 여성에게 꼭 필요하다. 따라서 임신이 확인되면 임신 초기부터 임신 13주까지 꾸준히 섭취하는 것을 권장한다. 엽산은 수정 전에 정자에도 저장되어 있어야 하므로 임신을 원하는 남성 역시 임신 시도 전부터 복용하는 것이 좋다. 엽산은 아스파라거스, 시금치, 브로콜리와 같은 녹색 채소에 많이 들어있고, 일반적으로 체내에 적절하게 축적되기 위해서는 약 3개월 정도 꾸준히 섭취해야 하는 것으로 알려져 있다. 따라서 평소에 녹색 채소를 잘 먹지 않는다면 임신을 계획하는 기간 이전부터 3개월 이상 꾸준한 엽산의 섭취가 중요하다.

남성 역시 임신 시도와 난임 해결을 위해 적극적인 자세가 필요하다. 난임을 호소하는 여성 환자를 진료하다 보면, 여성은 임신 준비를 위해 적극적이지만 남성은 적극적이지 않거나 무관심하여 힘들어하는 경우가 간혹 있다. 임신은 모체의 건강뿐만 아니라 남성의 건강한 정자도 필요하다. 남성 역시 적극적인 생활 관리가 필요한 것이다. 따라서 앞서 제시한 건강한 생활 관리 역시 부부가 함께 지킬 것을 권장한다. 남성의 생식기능 측면에서 가장 좋은 정자를 만들기 위해 고환의 온도는 체온보다 1.2℃ 정도 낮은 것이 좋다. 고환이 몸에 밀착되는 꽉 끼는 옷을 자주 입거나, 따뜻한 환경에서 오래 앉아있거나, 자주 고온의 사우나에 노출되는 것은 고환의 온도가 높아질 수 있으므로 줄이는 것이 좋다. 또한 지나친 스트레스는 건강한 정자의 생성 및 임신 시도를 방해할 수 있기 때문에 건전한 여가활동을 통해 적절히 스트레스를 해소하는 것이 중요하다. 난임의 기간이 길어지면 남성 역시 의료 기관을 방문하여 남성기관에 이상은 없는지 검사를 하는 것이 중요하다.

건전하고 건강한 부부관계도 중요하다. 부부의 임신 시도가 배란일에만 맞춰 한 달에 딱 한 번 발생하는 이벤트라면 업무처럼 느껴질 수도 있고, 정서적인 긴장도 발생해 부부관계에 어려움을 느낄 수 있다. 따라서 평소 많은 대화를 통해 온화한 분위기를 유지하고, 규칙적인 생활 관리로 서로에게 성적인 매력을 유지하면서 임신 시도 기간 중에 주 2~3회 부부관계를 하는 것이 좋다. 배란 시기는 다음 생리 예정일의 약 2주 전이므로 배란 예정일 5일 전부터 배란일 사이에 부부관계를 하는 것이 가장 임신 확률이 높다.

모든 난임 환자들이 임신이 되면 좋겠지만 현실적으로는 아직 현세대의 의학적 치료 기술이 환자 모두를 임신으로 이끌 만큼 도달하지는 못했다. 그래서 오랜 임신 시도에도 난임을 겪고 있는 분들이 아직도 많은 상황이다. 이러한 분들에게 한방 치료가 도움을 줄 수 있는 부분들이 많다. 많은 연구에서 한의학적인 치료를 통해 임신율이 올라가는 결과를 보여주고 있다. 따라서 부부가 가지고 있는 임신과 관련된 노력에 한방 치료와 적절한 생활 관리를 더해 현재보다 임신에 유리한 환경으로 만들고, 임신의 확률을 높이기 위해 치료를 받는다는 마음의 자세가 필요하다고 생각한다. 만약 여러 방면의 임신 시도에 너무 지쳐있거나 나이에 쫓겨 조바심으로

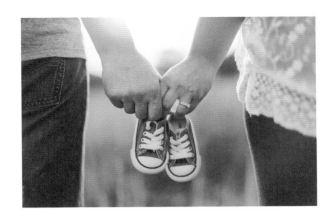

너무 힘이 든다면, 부부가 함께 의료기관을 방문하거나 심리 상담을 통해 마음의 짐을 조금 내려놓을 수 있는 방법은 없는지 찾아보는 편이 좋겠다.

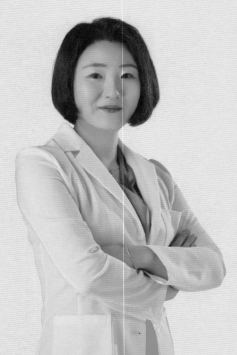

최예원 원장

대한한의학회 정회원

대한사상체질의학회 정회원

한방자연요법학회 정회원

대한한방피부과학회 정회원

대한임상한의학회 상임이사

전) 맑은숲한의원 부평점 대표원장

전) 맑은숲한의원 검단점 대표원장

전) 강남 려한의원 진료원장(여성질환)

전) 대추나무한의원 진료원장(비만,알러지질환)

현) 잠실 인애한의원 대표원장

인애한의원

주 소 서울특별시 송파구 올림픽로 293-19, 현대타워 202호
전 화 02-2042-7582
홈페이지 https://bphani.modoo.at
https://blog.naver.com/bphani

소변에 답이 있다

방광 질환

／

삶의 질을 급격히 떨어트리는 배뇨 장애.
한약과 약침, 매선의 도움을
받는다면 증상을 치유할 수 있다!

배뇨 활동은 누구에게나 일어나는
자연스러운 생리현상이다.
하지만 소변의 저장과 배출을 담당하는
방광에 문제가 생긴다면 이야기는 달라진다.
잦은 소변, 잔뇨감 등과 같은 증상이 발생하고
이로 인해 어디를 가든 화장실을 먼저 찾게 된다.
이뿐만이 아니다. 혹시 누군가
내 증상을 알게 될까 마음 졸이게 되고,
물을 적게 마시게 되며 요의에 신경을 곤두세우게 된다.
누구에게 선뜻 말하기도, 치료를 받기도 망설여지는 질병.
이제 한방요법을 활용해 배뇨 질환을 치료해보자.

사람들이 흔히 걸리는 방광 질환에는 어떤 것이 있을까?

생각보다 많은 사람들이 방광 질환 및 배뇨 장애로 고생하고 있다. 우선 가장 먼저 떠오르는 질환은 염증성 질환인 급성 방광염과 만성 방광염 그리고 요로감염을 들 수 있다. 또한 염증은 없지만, 방광염의 증상인 빈뇨, 절박뇨, 야간뇨, 배뇨통, 잔뇨감, 하복부 불편감 등의 증상 중에 적게는 한 가지부터 많게는 모두 가진 사람들도 많다. 이런 증상이 오랫동안 낫지 않으면 과민성 방광염이나 절박성 요실금 등으로 이어지며 치료가 잘 되지 않아 한의원을 찾는 분들이 많다.

그 외에도 밤에 소변을 가리지 못하는 야뇨증, 심한 배뇨통으로 인해 고생하는 간질성 방광염, 성관계 후 요로감염으로 인해 발생하는 밀월성 방광염, 잔뇨감과 함께 동통이 발생하는 여성요도증후군, 폐경기 이후 호발하는 복압성 요실금 증상, 그리고 자궁 적출술이나 디스크질환 등에서 발생할 수 있는 신경인성 방광 증상 등이 한의원에서 볼 수 있는 방광 질환이라고 할 수 있다.

여성비뇨기계와 방광염

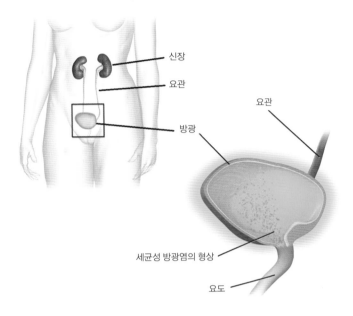

신장

요관

요관

방광

세균성 방광염의 형상

요도

오줌소태란 무엇이고 왜 여성들이 많이 걸릴까?

오줌소태는 '소변을 자주 보면서 요도가 쓰라린 것'을 의미한다. 이런 증상의 가장 흔한 원인은 급성 방광염으로 볼 수 있다. 급성 방광염은 세균이 요도와 방광에 침입해 염증을 일으킨 상태이다. 마치 바이러스가 우리 몸에 들어와 감기를 일으킨 것과 비슷하기 때문에 '방광의 감기'라는 표현을 쓰기도 한다.

발생빈도는 여성이 남성의 8배나 높은데, 이는 여성의 요도 입구가 질 입구와 항문에 가까워 여러 가지 세균에 노출되기 쉽기 때문이다. 또한 여성의 요도는 약 4~5cm밖에 되지 않아 짧고, 내경이 넓고, 방광까지 곧게 뻗어있어 방광까지 쉽게 세균이 도달하기 때문이다. 주로 20~40대의 연령대에서 호발하는데, 일반적으로 여성들은 누구나 한 번은 경험할 수 있는 아주 흔한 질환이다.

만성 방광염과 급성 방광염은 어떻게 다를까?

보통 사람들이 방광염 또는 오줌소태라고 말하는 증상은 금방 소변을 보았는데 또 보고 싶어지는 '빈뇨'와 함께 밤에 자다가도 소변이 마려워 깨게 되는 '야뇨' 및 갑작스럽게 강한 요의가 생겨 소변을 참기 어려운 '절박뇨' 증상을 말한다. 또 배뇨 시 요도와 하복부 통증이 있고, 배뇨 후에도 잔뇨감이 심하고, 소변이 뿌옇고 탁하며 냄새가 나고, 심한 경우에는 혈뇨가 보이기도 하는 상태를 말한다. 이런 증상은 급성 방광염의 대표적인 증상으로 방광과 요도에 질병이 없는 상태에서 요로와 방광에 대장균과 같은 장내 세균이 번식하면서 급성적인 감염을 일으키는 상태이다.

방광염증이 방광과 신장을 연결하는 요관을 타고 올라가 신장의 신우에 염증이 발생하는 것을 급성 신우신염이라고 하는데, 신우신염의 경우 발열, 오한이 심하고 전신증상이 나타나게 되는 것이 급성 방광염과의 차이점이다.

만성 방광염의 경우에는 두 가지가 있다. 첫 번째는 방광이나 요

방광염과 신우신염의 차이

구분	방광염	신우신염
발병 위치	요도 및 방광	요관 및 신우
특징적인 증상	발열(고열), 오한, 요통 등의 전신증상이 나타난다	발열(미열), 복통
공통 증상	빈뇨, 야뇨, 절박뇨, 배뇨통, 혈뇨	
합병증	신장 감염	신장농양 및 패혈증이 생길 수 있으며, 신장 손상이 있을 수 있다

도에 세균성 염증이 지속되어 급성 방광염만큼 증상이 심하지 않지만 지속적으로 방광염의 증상이 나타나는 것. 또 다른 경우는 만성 방광염 혹은 재발성 방광염으로 부르기도 하는데, 6개월에 2회 이상, 1년에 3회 이상의 급성 방광염을 반복적으로 앓은 경우를 말한다. 특히 만성 방광염을 앓는 환자들은 보통 체력이 떨어지거나 면역력이 저하되었을 때 방광염이 재발되거나 증상이 심해지는 경우가 많다. 과로하거나 병을 앓은 뒤, 신혼여행을 다녀와서, 폐경기 근처의 여성과 같이 면역력이 떨어질 만한 상태일 때에는 요로와 방광 내의 점막이 방광염을 일으키는 세균을 막아내지 못해 쉽게 감염되고 염증이 활성화되면서 방광염이 재발하는 원리이다. 특히 신혼여행을 다녀와서나 성관계 이후 걸리는 방광염을 밀월성 방광염이라고 하는데, 성관계 시 외부의 균이 요로로 쉽게 침입하여 관계 후 반복적으로 방광염에 이환되는 것을 말한다.

급성 방광염, 만성 방광염, 밀월성 방광염의 비교

구분	급성 방광염	만성 방광염	밀월성 방광염
감염 경로	대부분 장내세균에 의한 요로의 감염	급성 방광염의 잦은 재발로 인한 염증 상태의 지속	성관계 시 자극으로 인한 요로의 세균 감염
증상의 차이점	급성적으로 빈뇨, 절박뇨, 야간뇨, 배뇨통 등이 발생하며 심한 경우 혈뇨가 발생할 수 있다	급성 방광염과 증상이 비슷하나 강도가 약하며 방광 내부 점막이 부어있는 경우가 많고, 혈뇨는 보통 없다	성관계 이후 2~3일차에 급성 방광염의 증상이 나타나며 반복적으로 발생할 시 만성 방광염으로 진행된다

만성 방광염이나 재발성 방광염을 한의원에서는 어떻게 치료할까?

만성 방광염이나 재발성 방광염 환자들은 보통 이전에 반복적으로 항생제 치료를 받았으나 계속 재발하는 경우로, 대개 기력 저하와 면역력 약화를 함께 가지고 있으며 반복적인 항생제 복약으로 내성이 생겨 고민하다가 한의원에 내원하는 경우가 많다. 특히 성관계 이후 자주 재발하는 밀월성 방광염의 경우 자꾸 반복되면 관계 자체를 피하게 되며 관계 시에 집중도도 떨어지기 때문에 빨리 치료하는 것이 좋다.

한방에서는 방광의 배뇨 장애를 허증과 실증으로 나누어서 보는데, 급성 방광염의 경우는 실증, 만성이나 재발성의 경우에는 허증으로 보고 있다. 허증이라는 뜻은 몸의 장기가 제 기능을 발휘할 만큼 기력이 없어 100%의 기능을 다 하지 못하는 상태를 말한다. 특히 방광과 신장은 몸의 원기를 주관하는 장기로, 원기란 몸의 근원적인 기운을 뜻하는데 요즘 말로 하면 면역력과 방어력, 재생력을 뜻한다고 볼 수 있다. 방광과 신장에 자주 질병이 생기면 원기가 부족해지고, 방광과 요도 점막의 면역력이 약해지고 세균에 대한 저항력이 떨어지게 된다. 특히 폐경기 이후 여성의 경우 여성호르몬이 부족해지면서 방광과 요도의 점막이 위축되고 얇아지며 염증성 질환이 잘 생기게 되는데, 역시 허증에 속하는 것이다. 몸이 허한 상태에 빠지면 보통 때에는 충분히 막아낼 수 있었던 세균의 침입을 막지 못하면서 요도와 방광에 염증을 쉽게 일으키는 상태가 된다.

따라서 만성 방광염이나 재발성 방광염을 가진 환자들은 지속적으로 강한 항생제를 복용하면 더더욱 방광 내부와 요도의 점막이 약해진다. 또 방어력과 면역력이 약해지면서 방광염의 발생 주기가 짧아지고, 한번 방광염에 걸렸을 때 증상이 발생하는 시일이 자꾸 길어지게 된다. 항생제가 몸속에 자리 잡고 있는 유익한 균을 병균과 함께 죽임으로써 요도 및 질 등의 미생물 균형이 깨지고 이후 더 자주 방광염에 걸리는 악순환을 일으킬 수 있다. 한 만성 밀월성 방광염 환자의 경우 방광염이 발생한 지 약 1년 이상 되었는데, 성관계 후 증상이 나타날 때마다 항생제를 복용했다. 그러다가 점차 재발의 주기가 짧아지고, 항생제 복용 기간이 길어져 마침내 내원 직전 1개월 중 약 20일 이상 항생제를 복용하기도 했다. 이렇게 방광과 신장의 기운이 떨어져 발생하는 허증 상태의 방광염은 반드시 기본적인 신장과 방광의 면역력 강화 및 요로·방광 점막의 재생력 강화, 그리고 내성균을 이길 수 있는 유익균을 키워 세균에 대한 저항력을 길러주는 것이 필요하다.

한방에서 만성 방광염과 재발성 방광염을 치료하기 위해서는 우선 신장과 방광의 허증 상태를 개선하기 위한 복령, 백출, 택사, 산수유 등과 같은 한약재와 강력한 신장, 방광, 생식기의 면역력 증강제인 녹용이 배합된 한약이 필요하다. 특히 갱년기나 노인 방광염의 경우에는 기력보강이 선행되지 않으면 증상의 개선이 매우 더디다. 이런 허증을 개선하는 약과 함께 본인의 체질에 맞는 약재를 가미하여 처방하면 기본 기력이 보강되고 몸의 면역 밸런스가 맞춰지면서 성관계를 하거나 과로를 하는 등 방광염이 재발할 수 있는 상황이 오더라도 증상이 완화되어 나타난다. 또 한약을 지속적으로 복용하면 점차 증상이 나타나는 빈도가 줄어들어 나중에는 일상생활에서 불편감이 없을 정도로 치료가 된다.

정기적인 침구 치료 또한 중요한데, 특히 하복부의 뜸 치료가 방광의 빈뇨 개선에 도움이 되며, 하복부 통증이 있는 경우 전침과 약침 치료를 병행하면 빠른 호전을 기대할 수 있다. 특히 방광염에 도움이 되는 여러 약재를 배합하여 만든 약액을 하복부의 관원과 기해혈 자리에 직접 맞는 '방광 튼튼 약침'은 면역력의 약화로 인해 가볍게 오는 요로감염 증상도 빨리 잡아준다. 또 약침을 정기적으로 꾸준히 맞는다면 방광과 하복부의 근육 긴장을 풀어주고, 염증을 예방하며 방광의 면역력을 올려주는 효과가 있다. 면역력의 약화가 심할 때는 산삼 면역 약침과 함께 치료하면 더욱 더 빠르고 강력한

방광염의 한방 치료

구분	허증 (만성 재발성 방광염)	실증 (급성 방광염)
치료 방향	면역력의 증강을 우선하여 치료 후 재발을 방지한다.	염증 억제를 우선하여 치료 후 재발을 방지한다.
한약치료	녹용, 산수유, 숙지황 등 보양지제로 면역력을 꾸준히 올려 점막의 방어력을 회복한다.	저령, 복령, 택사, 금은화 등의 이뇨 및 항균 약재를 먼저 쓰고, 치료가 끝난 뒤에는 보약을 써서 재발을 방지한다.
약침 및 뜸 치료	기해, 관원 등에 방광 튼튼 약침 및 뜸 치료를 주 3회 정도 꾸준히 시술한다. 면역력의 보강이 시급한 경우 산삼 약침도 함께 사용하면 더 빨리 호전된다.	기해 및 중극 혈 등에 염증을 억제하는 소염 약침을 빨리 시술하고, 뜸이나 찜질은 하지 않는 것이 좋다. 염증이 끝난 뒤에도 빈뇨, 절박뇨가 지속된다면 허증 치료와 동일하게 진행한다.
통증매선 및 금실매선 치료	하복부의 염증성 질환이 오래된 경우 항균작용이 뛰어난 99.99% 금을 사용한 금실 매선을 질과 요도 주변부의 외생식기에 시술하면 염증을 억제하여주고 그 효과가 오래간다. 또한 시술 후 요도 및 질의 점막과 배뇨 관련 근육이 건강해져 괄약근의 힘도 좋아지게 된다.	빈뇨와 배뇨 곤란 등으로 인해 복통이 심한 경우 매선이나 전침을 사용하여 긴장을 풀어주면 통증이 경감된다.

효과가 나타난다.

그밖에 치료로는 하복부 및 외음부의 매선 치료가 있는데, 만성적으로 방광염이 재발하는 경우 질염이나 골반염도 함께 오는 경우가 많다. 감염성 질환이 하복부 및 외음부에 반복적으로 발생하는 경우에는 하복부 근육들도 많이 긴장되어 복진을 해보면 누르는 곳마다 통증이 있고, 평소에도 쿡쿡 쑤시는 통증들을 호소하는 경우가 많다. 외음부도 건조하거나 가렵고, 질염 등으로 인해 냄새가 나는 경우가 많은데, 이런 경우 하복부와 골반 그리고 천미추(꼬리뼈)

쪽 근육의 긴장을 풀어주고 염증을 완화하는 근육 매선 치료를 하면 효과가 매우 빠르다. 또한 외성기 부분에 금실 매선으로 질 주변과 요도 주변 및 회음 부분을 시술해주면 금의 항균작용으로 질염 및 방광염의 재발이 줄어들고, 가려움과 건조함이 사라진다. 더불어 질과 요도 주변 근육의 강화로 괄약근의 힘이 좋아지고 부수적으로 성감 개선의 효과까지 얻을 수 있다.

급·만성 방광염을 예방하기 위해 평소에 어떤 점을 조심하면 좋을까?

방광염 예방에 좋은 생활 습관 12가지는 다음과 같다.

1. 평소 소변을 오래 참지 않도록 한다.

2. 배변 후 앞(요도)에서 뒤(항문)로 닦는다.

3. 배변 후 비데 사용 시에는 앞으로 튀지 않게 주의한다.

4. 충분하고 규칙적인 배변 및 배뇨 습관을 기른다.

5. 성관계 전후 생식기 주위를 남녀 모두 청결히 한다.

6. 성관계 전후 소변을 본다.

7. 성관계 시 요도에 손상이 가거나 감염이 생길 행동을 하지 않는다.

8. 너무 꽉 끼는 바지나 속옷을 입지 않는다.

9. 인조섬유로 된 속옷이나, 팬티라이너 착용을 되도록 하지 않는다.

10. 질 세정제, 살정제, 바디워시 등을 사용할 때는 주의한다.

11. 질염이 있는 경우에는 빨리 치료하는 것이 좋다.
12. 방광염이 있는 경우 수분을 충분히 섭취하고 차, 커피, 술, 과일주스, 양념이 강한 음식 등의 섭취를 줄이는 것이 좋다.

그 외에 다른 방광염에는 어떤 것들이 있을까?

요즘 젊은 사람들에게 많이 나타나는 질환 중에 과민성 방광염 또는 과민성 방광증후군(이하 과민성 방광)이라는 질환이 있다. 20세 이상의 성인 인구 100명 중 16명에게서 나타나는 흔한 질병이며, 65세 이상에서는 30%가 이 증상을 가지고 있다. 또한 전립선 비대가 오는 장년기 이후 남성에게서도 종종 발생하는 질병이다.

과민성 방광의 특징적인 증상은 강력한 요의를 느껴서 소변을 잘 참을 수 없는 절박뇨가 있는 것이다. 보통 하루에 8회 이상의 빈뇨와 잠을 자다 깨서 소변을 보는 야간뇨의 증상이 함께 나타나는 경우가 많다. 심한 경우 절박뇨와 함께 절박성 요실금이 같이 나타나는 경우도 약 40%나 된다. 보통 요검사상 방광에 세균이나 염증은 없으며, 절박뇨를 일으킬 수 있는 다른 질환이 없는 경우 과민성 방광으로 진단할 수 있다.

과민성 방광 환자들은 화장실에 자주 가게 되므로 낯선 곳에 가면 습관적으로 화장실의 위치를 파악한다. 또 장기간 버스를 탄다거나 영화 관람같이 중간에 화장실을 편안하게 갈 수 없는 곳을 기

급성 방광염과 과민성 방광의 비교

구분	급성 방광염	과민성 방광
세균감염	소변검사 시 세균 검출	소변검사 시 세균이 없음
배뇨통	배뇨통이 심하다	배뇨통이 심하지 않다
혈뇨	혈뇨가 있다	혈뇨가 없다
증상 특징	감염 시 빈뇨와 절박뇨가 심해진다	긴장 시 빈뇨와 절박뇨가 심해진다
약물 치료 반응	항생제 치료로 호전된다	항생제 치료로 호전되지 않는다

피하게 되며 점차 화장실에 가는 간격이 짧아진다. 또한 물소리를 듣거나 손에 물이 닿는 행위에도 요의를 느끼는 경우가 있고, 점차 마음이 불안해지면서 절박감이 심해지게 된다. 절박성 요실금이 있는 경우 수치심을 느끼며 자신감이 상실되어 삶의 질이 낮아지고 정신건강에도 악영향을 미치게 된다.

한의원에 내원한 환자들을 보면 보통 짧게는 3개월에서 길게는 20~30년 동안 증상을 앓아온 분들이 있고 초기에 세균성 방광염에 한두 번 정도 이환된 과거력이 있는 경우가 많았다. 사상체질상 소음인에 가까운 체질이 많았는데, 주로 몸이 냉하고 기질이 예민하고 스트레스를 많이 받는 타입이다.

과민성 방광의 자가진단법을 알아본다면?

아래의 9가지 증상 중에 하나라도 해당된다면 과민성 방광을 의심할 수 있으니, 가까운 한의원에 내원하여 진료를 받는 것이 좋다.

과민성 방광 자가진단 체크 리스트
하루에 소변을 8회 이상 본다
요의를 느끼면 참지 못하고 바로 화장실에 가야 한다
어느 장소에 가더라도 화장실의 위치부터 확인한다
화장실이 없는 장소에는 잘 가지 않으려고 한다
화장실에서 옷을 내리기 전에 소변이 새어 나와 속옷에 묻는 경우가 있다
소변을 자주 보거나 샐까봐 물 마시는 것을 삼간다
화장실을 너무 자주 다녀서 일상생활에 방해가 된다
소변이 새는 게 두려워 패드나 기저귀를 착용한다
수면 중에 소변이 마려워 2번 이상 깨서 화장실에 간다

과민성 방광은 한방으로 어떻게 치료할까?

과민성 방광 환자들의 경우 검사상 균이 나오지 않아 항생제로 치료를 하여도 아무런 호전이 없고, 요실금 치료제인 항콜린제 등을 복용하여도 큰 효과가 없어 여러 병원을 전전하다가 한의원에 내원하는 경우가 많다. 반신반의하는 마음으로 내원하였다가 침구 치료 및 한약 복용 후 증세가 호전되는 것을 느끼면서 많이 기뻐하는 모습을 자주 보게 된다.

　과민성 방광 환자들은 신체와 정신 모두 기본 기질이 매우 예민하다. 보통 마음이 편하지 않을 때 요의를 더 잘 느끼고, 종종 과민성 대장염이나 신경성 위염, 역류성 식도염, 잦은 편두통, 불면증 등의 신경성 질환을 함께 가지고 있는 경우가 많다. 이런 경우 한방으로 보면 기울氣鬱, 기체氣滯가 심하다고 본다. 기울은 기가 울창하고 빽빽하게 모여 있다는 것이고, 기체는 기가 아예 막혀서 흐르지 못하는 상태를 말한다. 오랜 기간 고민이 많고 스트레스를 받다 보면 기울, 기체가 생긴다. 따라서 점차 몸의 긴장이 풀리지 않고 피로가 누적되다가 방광염이나 요로감염 등을 겪고 난 뒤, 또는 소변을 많이 참다가 실수를 하는 등의 사건이 일어난 뒤로 지속적으로 빈뇨와 절박뇨, 야간뇨 등의 증상이 없어지지 않고 계속 나타나는 경우가 상당수다.

　이런 경우 한방적인 치료는 우선 기울, 기체를 치료하는 탕약과 함께 몸의 순환을 도와주고 그동안 잦은 소변을 보고 절박감을 느꼈던 방광과 신장의 피로도를 낮춰주는 한약을 써야 한다. 또한 야간뇨가 있을 경우 밤에 잠을 잘 자지 못하여 낮에도 만성피로증후군이 있는 경우가 많은데, 기력회복을 돕는 녹용을 가미한 보약으로 피로를 우선 없애줘야 한다.

　치료 약재로는 울화를 없애고 마음을 편안하게 해주는 향부자나 용안육, 치자 같은 처방을 쓰는 경우가 많고, 신장과 방광을 튼튼하게 하는 택사, 산약, 산수유 같은 약재를 응용할 수 있다. 전체적인 기력을 보강하고 위장을 튼튼하게 하는 황기나 백출, 인삼 같은 약재를 고려할 수도 있다. 발병한 지 얼마 안 된 과민성 방광 환자의 경우 한방 치료로 빠른 호전을 느낄 수 있다. 발병한 지 오래되고, 중간중간 감염성 방광염까지 함께 앓아왔던 경우에는 강한 면역력의 회복이 필요하여 강력한 보양약인 녹용을 배합하여 쓰는 것이 중요하다.

또한 침 치료는 주로 차가워진 하복부의 순환을 강화하는 방향으로 주 3회 이상의 뜸 치료와 침 치료를 꾸준히 해주고, 방광 튼튼 약침을 함께 맞는 것이 좋다. 갱년기 여성이나 과도하게 정신적인 긴장을 많이 하는 체질의 경우에는 자하거 약침을 함께 배합하면 더욱 더 치료 효과가 좋다.

마지막으로 오랜 기간 빈뇨가 심했던 환자의 경우 하복부와 골반, 허리의 근육 강화 및 기혈순환을 위한 하복부 근육 매선 치료를 함께 하면 더욱 좋은 효과를 기대할 수 있다.

과민성 방광 환자가 할 수 있는 생활 습관 개선법은?

1. 본인의 배뇨에 영향을 미치는 요인을 알기 위하여 배뇨일지를 작성하는 것이 좋다.
2. 요의의 간격이 너무 짧을 경우, 요의를 참는 배뇨훈련을 하는 것이 좋다.

3. 골반 주변의 근육약화가 동반되는 경우도 많기 때문에 케겔 운동이나 골반저 근육운동을 병행하는 것이 좋다.

4. 일상생활에서 방광을 자극할 수 있는 커피, 탄산음료, 자극적인 음식의 섭취를 피한다.

5. 수분 섭취는 과도하지 않게 약 1L 정도로 적당하게 하는 것이 좋다.

6. 담배에 있는 니코틴은 방광 근육을 자극하므로 금연하여야 한다.

7. 알코올도 방광을 자극하기 때문에 금주하는 것이 좋다.

8. 마지막으로 비만한 경우 체중조절을 해야 복부의 압력이 줄어들어 방광을 누르지 않기 때문에 체중 감량이 필요하다.

어린이들에게 자주 나타나는 야뇨증은 어떤 질병인가?

야뇨증은 한마디로 밤에 오줌을 싸는 것을 말한다. 유아기 이후 점차 방광의 조절능력이 키워지면서 대략적으로 만 4세경에는 거의 어른과 같은 배뇨조절 기능을 가진다고 볼 수 있다. 그러나 만 5세 이후에도 1주에 2회 이상 자면서 오줌을 싼다면 야뇨증으로 진단할 수 있다. 야뇨증은 만 5세 어린이의 약 15% 정도에서 발견되는 증상으로 매우 흔한 방광 질환이라고 할 수 있다. 보통 여자아이보다 남자아이가 2배 정도 더 많이 발병한다. 보통 나이가 들면서 저절로 호전되어 매년 환아의 15%는 증상이 자연 소실되며, 청소년기 이후에는 5세에 야뇨증을 앓았던 어린이의 약 1%에서만 야뇨증이 발견된다.

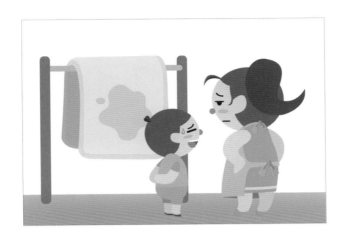

그러나 자연적으로 낫기를 기다리는 동안 야뇨증이 있는 어린이
는 수치심, 실패감, 죄책감 등으로 자신감이 결여되고 소극적인 성
격으로 자라날 수 있기 때문에 만 5세 이후까지 야뇨증이 있다거나,
5세 이전이라도 6개월 이상 소변을 잘 가리다가 갑자기 못 가리는
경우에는 치료를 적극적으로 하는 것이 좋다.

야뇨증의 원인은 무엇이며 어떻게 분류하는가?

야뇨증의 원인 중 가장 큰 부분이 바로 유전적인 요인이다. 부모
모두 야뇨증이 있었던 경우 자녀의 약 70%에서 야뇨증이 발견되
고, 부모 중 한 사람이 야뇨증이 있었다면 약 40%에서 야뇨증이 나

타나고 있다. 두 번째로 방광 기능의 성숙이 느려 다른 아이들보다 방광의 조절능력이 늦게 키워지는 것이다. 이런 아이들은 낮 시간에도 소변을 오래 참지 못하고 급하게 화장실을 가다가 지린다든가 하는 경우가 많다.

세 번째로는 정서적인 요인이다. 간혹 잘 가리던 아이가 이사를 간다든지, 어린 동생이 생겼을 때 야뇨증이 생기는 경우가 있는데, 아이의 불안감이 야뇨증으로 나타나는 경우로 볼 수 있다. 네 번째로는 수면 중 호르몬의 작용으로 인해 밤에 만들어지는 소변의 양이 너무 많아 야뇨가 생기는 경우가 있다. 다섯 번째로는 수면 중 각성이 되지 않아 소변을 싸고 나서도 잠에서 깨지 못하는 경우를 말한다.

또한 야뇨증은 여러 가지로 분류할 수 있는데, 출생 후 한 번도 소변을 가리지 못하는 경우를 일차성 야뇨증, 6개월 이상 소변을 가리다가 갑자기 소변을 가리지 못하는 경우를 이차성 야뇨증이라고 한다. 낮에는 잘 가리다가 밤에만 오줌을 싸는 경우와 낮에도 빈뇨나 절박뇨가 동반되는 경우로 나눌 수 있으며, 마지막으로 밤에 오줌을 싸고 난 뒤 깨는 경우와 깨지 못하고 그냥 자는 경우로도 나눌 수 있다.

치료 경과는 일차성 야뇨증보다 이차성 야뇨증이 좋고, 낮에 빈뇨와 절박뇨가 있는 경우보다 밤에만 소변을 싸는 경우가 호전이 빠르다. 또한 매일 하루 2회 이상 야뇨가 있는 경우, 아이의 나이가 많은 경우는 치료 기간을 오래 잡는 것이 좋다.

야뇨증의 구분과 치료 예후

구분	증상	치료 예후
일차성 야뇨증	출생 후 한 번도 잘 때 소변을 가리지 못함	한방 치료로 치료되나 나이가 많을수록 치료 기간이 길어진다
이차성 야뇨증	6개월 이상 소변을 가리다가 갑자기 밤에 소변을 가리지 못함	한방 치료 효과가 가장 빠르고 좋게 나타난다
주간성 야뇨증	낮에만 소변을 가리지 못함	절박성 방광염과 증상이 비슷한 경우가 많고, 환자 상태에 따라 치료 기간이 다르다
야간성 야뇨증	잘 때만 소변을 가리지 못함	기질적인 문제가 없다면 한방 치료가 가능하다. 싸는 횟수가 많을수록 치료 기간이 길어진다
혼합성 야뇨증	주간과 야간 모두 소변을 가리지 못함	기질적인 문제가 없다면 방광의 미성숙인 경우가 많아 녹용 보양 치료가 필요하며 치료 기간이 길다

야뇨증은 어떤 한방 치료를 하며 예후는 어떨까?

야뇨증의 경우 가장 중요한 치료 방법은 한약이다. 앞서 언급한 야뇨증의 분류와 아이의 몸 상태 그리고 체질에 따라 각기 다른 약이 들어가게 된다. 주로 몸이 건장하고 잘 먹고 잘 노는 대신 밤에 잠을 자면 업어 가도 모르는 아이는 뇌가 소변을 볼 때 각성할 수 있도록 돕는 약재를 쓰게 되면 호전이 빠르다. 몸이 허약하고 비위장이 약하며 입이 짧고 예민한 아이는 이차성 야뇨증이 많은데, 마음을 안정시키고 몸이 편안할 수 있도록 비위장의 기능 강화와 함께 방광의 기능을 원활하게 하는 약재를 쓴다. 몸이 많이 뜨겁고 열이 많은 아이는 넘치는 열을 내려주고 스트레스를 줄이는 처방을 쓰면 빠른 효과가 나타난다. 야뇨증의 치료는 어릴수록 잘되며, 밤에 실수하는 횟수가 적을수록 빨리 낫는다. 유전적인 소인이 없는 경우 더 빨리 낫고, 특히 오줌을 싸는 시간이 새벽녘이나 아침 무렵인 경우 예후가 좋다.

아이들의 야뇨증 치료에는 반드시 녹용이 들어가는 것이 좋다. 왜냐하면 아이의 야뇨증은 보통 방광과 신경의 미성숙이 반드시 포함되기 때문이다. 또한 녹용은 면역력을 올려주고 아이의 성장을 촉진하므로 야뇨증의 치료뿐만 아니라 어린이의 전체적인 건강상태를 빨리 개선하는 효과가 있다. 가끔 한의원에 어린이와 함께 오는 부모님들께서 녹용을 먹으면 아이가 살이 찐다며 걱정하는 경우가 있는데, 녹용과 함께 배합하는 약재에 따라 키가 클 수도 있고, 살이 빠질 수도 있고, 면역력이 올라갈 수도 있다. 따라서 야뇨증을 치료할 때에는 걱정하지 말고 녹용을 포함하여 한약을 짓고 복용하는 것이 좋다.

어른의 야뇨증 치료는 아이들보다 시간이 오래 걸리고 어렵기는 하나 꾸준히 치료하면 나을 수 있는 질환이다. 어른의 야뇨증 또한 한약이 주 치료 방법이고 체질에 따라 약을 쓰는 것이 당연하다. 녹용도 반드시 쓰는 것이 좋다. 그리고 한방 침구 치료를 주 3회 이상 병행하면 좀 더 빠른 치료가 가능하다. 방광의 각성을 위해 하복부에 순환 약침 및 어혈 약침을 써주고, 하복부에 뜸도 함께 하는 것이 좋다. 또한 요추 및 천미추(꼬리뼈) 부근에 매선 치료를 함께 하여 근육 긴장을 풀어주고, 척추순환 및 신경전달에 도움을 주고, 방광경의 경락 흐름을 원활하게 하는 것이 반드시 필요하다. 척추 부근의 근육 긴장을 풀어주면 방광의 조절능력도 향상되고 더불어 여성의 경우 생리통이 줄고 생리 혈색이 좋아지며, 남성의 경우 정력에 도움이 되는 경우가 많다.

야뇨증에 좋은 생활 습관은 어떤 것이 있을까?

1. 낮에도 화장실에 자주 가는 아이는 배뇨시간을 조금씩 늘려주는 것이 좋다.
2. 밤에 소변을 가린 날은 칭찬하고 상을 주는 것이 좋다.
3. 아이가 열등감을 가지지 않도록 부모가 정서적으로 안정시켜주는 것이 좋다.
4. 아이를 야단치거나 다른 사람 앞에서 조롱하지 않는다.
5. 저녁 식사 후 수분 섭취를 1/2 이하로 제한하는 것이 좋다.
6. 자기 전에 소변을 누이고 재우는 것이 좋다.
7. 자는 도중에 깨워서 소변을 누이지 않는다.
8. 저녁 식사 후 초콜릿, 유제품, 아이스크림, 카페인 포함 제품, 과일주스 등은 이뇨작용이 있으므로 섭취하지 않는 것이 좋다.

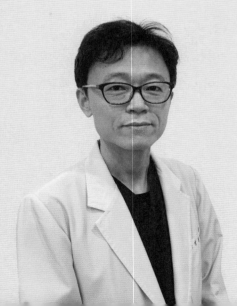

박철현 원장

서울대학교 자연과학대학 계산통계학과 학사

서울대학교 자연과학대학 전산과학과 석사

대구한의대학교 한의과대학

대한중경의학회 회원

대한침구학회 회원

대한한방부인과학회 회원

대한한방소아과학회 회원

대한한방이비인후피부과학회 회원

대한한방신경정신과학회 회원

대한희귀난치질환학회 회원

현) 운정부부한의원 원장

운정부부한의원

주 소 경기도 파주시 와석순환로 66 한솔프라자 204호
전 화 031-944-9131
홈페이지 www.ujbbclinic.co.kr, ujbbclinic.modoo.at
　　　　 www.instagram.com/ujbbclinic

임신 종결, 올바로 대처하자!

유산 후 조리법

"유산은 생밤을 따는 것과 같아서
껍데기를 깨고 피막을 손상한 이후에
그 열매를 얻는 것이니 자궁이 상하고
태가 끊어진 후에야 떨어져 나오는 것이다.
그러므로 모름지기 열 배 이상 조치를 잘해야 한다."
- 동의보감 잡병편 부인문 중에서

동의보감에서 이르길
정상 출산보다 더욱 세심한 관리가 필요한 유산.
아기를 잃었다는 충격을 동반하기 때문에
더욱 조심스러운 접근이 필요하다.
건강을 회복하고
다음 임신을 준비하기 위한 관리법은 무엇일까?
건강을 지키는 유산 후 조리법에 대해 알아보자.

유산이란?

유산은 태아가 생존이 가능한 시기 이전에 임신이 종결되는 것으로 정의할 수 있으며, 시기적으로는 마지막 월경일 이후 임신 20주 이전에 임신이 종결된 경우를 지칭하는 것이 일반적이다. 자연적으로 유산되는 경우를 자연유산이라고 하고, 치료적 필요에 의해 혹은 선택적 필요에 의해 인공적으로 유산을 시행하는 것을 인공유산이라고 한다.

유산의 원인은?

임신에서 자연유산이 되는 경우는 약 15%에 해당한다. 자연유산의 원인은 태아 측의 요인, 모체 측의 요인, 부체 측의 요인으로 나눌 수 있는데 원인 불명인 경우가 37%에 달하는 것으로 알려져 있다.

유산의 원인

분류	원인	설명
태아 측 요인	염색체 이상	초기 자연유산의 50~60%는 염색체 이상
	이화학적 손상	방사능, 바이러스, 화학약품으로 인한 태아의 이상
모(母)체 요인	감염증	매독, 마이코플라스마 등
	내분비 이상	황체 기능 이상
	만성 소모성 질환	고혈압, 결핵, 당뇨
	면역학적 요인	항정자항체, 혈액형 문제
	구조적 이상	자궁기형, 자궁근종, 자궁경관무력증, 난소종창 등
	섭생 이상	흡연, 음주, 영양장애
부(父)체 요인	정자의 양	hyperspermia 혹은 oligospermia
	정자의 질	형태학적 이상이 많거나 노화된 정자가 수정된 경우

유산 예방법은 무엇인가?

유산의 원인 중 태아 측의 원인에 의한 유산이나 유전자와 관련된 질환의 경우에는 예측하거나 막을 방법은 없다. 원인 불명 유산의 비율도 많기 때문에 확실한 예방법을 제시하기는 어려운 실정이다. 따라서 모체 측 요인 중에서 유전적 요인을 제외한 원인을 중심으로 정신적, 신체적, 사회적 환경을 임신 유지에 적합하게 유지하는 것이 현실적인 방법이라고 볼 수 있다.

절박유산의 치료나 습관성유산의 예방을 위해서 에스트로겐이나 프로게스테론과 같은 호르몬을 사용하기도 한다. 하지만 태어난 아이가 성장한 후에 질병이 발생하거나, 유산 방지 효과가 없는 경우도 많으므로 호르몬 치료는 매우 신중해야 한다. 자궁경관 무력증이 있는 경우라면 임신 12주쯤 수술을 통해 유산을 예방할 수 있다. 유산이 반복된다면 임신 전에 부부가 염색체 검사를 받는 것도 좋은 방법이다. 흡입마취제에 만성으로 노출되면 선천성 기형, 자연 유산을 일으킬 수 있으며 마취종사자, 수술실 종사자의 임신은 기준보다 30~100%가량 유산위험률이 더 높다는 보고도 있다. 따라서 유산의 위험이 있는 약물 복용이나 유산을 유발할 수 있는 화학약품, 방사능 등의 작업환경은 꼭 전문가와 상의하는 것이 좋다.

유산 방지에 도움이 되는 생활 습관은?

태아가 모체에서 안정적으로 자리 잡기 전까지 임신 3~5개월간은 특히 생활 습관과 관리가 중요하다. 사람에 따라 임신 유지 능력에 차이가 있고 생활에 차이가 있으나 일반적으로 지키면 도움이 되는 습관을 나열하면 다음과 같다.

유산 방지에 도움이 되는 생활 습관

습관	설명
차가운 환경을 피한다	하복부, 허리, 대퇴부를 따뜻하게 유지한다. 여름에 지나친 냉방과 환절기 혹은 겨울의 차가운 날씨로부터 몸을 보호한다.
성생활을 주의한다	물리적으로나 호르몬 관점에서 자궁에 대한 위험한 자극이 될 수 있으므로 임신 초기에는 성생활을 금지하는 것이 좋다.
육체적 과로를 줄인다	과도하게 힘을 쓰는 업무나 작업, 격렬한 운동이나 무리한 트레이닝을 피한다. 과로 후에는 항상 휴식을 취해야 한다.
정신적 안정을 취한다	신경질적이 되거나 지나치게 놀라거나 스트레스 상황에 노출되지 않도록 하며, 특히 심리적 쇼크나 트라우마가 생기지 않도록 한다.
흡연과 음주를 피한다	니코틴과 알코올은 태반의 혈류량에 영향을 미치고 유산이나 기형아 출산의 원인이 될 수 있다.
영양 상태에 신경 쓴다	모체의 영양학적 결핍은 태아에 악영향을 주므로, 과식, 당뇨, 저혈당, 영양실조, 비만 등에 주의한다.
질병을 관리한다	식욕저하, 불면증, 변비 등 모체의 건강을 해치는 상태가 생기지 않도록 하고, 치료를 위해 검증되지 않는 민간요법을 시도하는 것은 경계해야 한다.

유산 의심 징조는?

임신 초기의 모든 증상이 유산을 유발하는 것은 아니지만 유산의 가능성에 대비하기 위해서는 작은 증상이라도 주의 깊게 관찰할 필요가 있다. 일반적으로 보이는 특징은 다음과 같다.

유산의 의심 징조

징조	설명
질 출혈	유산의 종류에 따라 출혈의 양상이 다르다. 계류유산의 경우에는 질 출혈이 없는 경우도 있다.
하복부 통증	유산으로 인해 임신 산물이 자궁벽에서 떨어져 나오게 되면 자궁수축이 일어나면서 통증을 유발한다.
배출물	사망한 태아나 자궁 내부의 조직이 출혈과 함께 배출되는 경우도 있다.

복통은 없으면서 질 출혈이 있는 경우를 태루胎漏라고 하고 복통과 질 출혈을 동반하는 경우를 태동胎動, 태동불안胎動不安이라고 하는데 통증의 정도나 출혈량에 따라 유산의 전조증상이 될 수도 있으므로 조기에 적절한 치료를 받는 것이 좋다.

유산의 종류는?

유산은 크게 자연유산과 인공유산으로 나눈다. 자연유산은 유산의 시기와 이유에 따라 절박유산, 불가피유산, 불완전유산, 계류유산, 습관성유산으로 분류된다. 인공유산은 치료적유산과 자발적유산으로 나눈다. 유산의 종류별 특징은 다음과 같다.

유산의 종류

구분	종류	설명
자연유산	절박유산	초기에 유산으로 이어질 수 있는 증상을 보이는 상태
	불가피유산	자궁경관이 열리고 난막이 파열되며 발생하는 유산
	불완전유산	태아와 태반이 분리되어 배출되는 유산
	계류유산	태아가 사망한 후 수 주 동안 자궁에 잔류한 상태
	습관성유산	3회 이상 연속적으로 자연유산 되는 경우
인공유산	치료적유산	불가피한 상황에서 치료를 위해 유산시키는 경우
	자발적유산	사회적, 신체적 선택의 권리에 의해 시행되는 유산

1. 절박유산

임신 초기에 출혈이나 통증이 있는 경우로 실제 유산이 된 상태를 뜻하는 말이 아니라 유산이 임박할 것으로 보이는 상태를 뜻한다. 출혈량은 많지 않은 경우가 대부분이지만 복통을 동반하는 경우에는 복통의 부위나 양태와 상관없이 태아의 상태와 임신의 유지에는 좋지 않은 징조이다. 초음파 진단을 통해 태낭이나 태아의 상태를 확인할 수 있다. 검사상 임신의 가능성이 크고 태낭이 확인되더라도 hCG의 수치가 너무 낮거나 황체호르몬의 수치가 낮은 경우에는 자궁 외 임신의 가능성도 있다.

2. 불가피유산

자궁경관이 열린 상태에서 난막이 파열되면 임신 유지가 힘들고 불가피하게 유산으로 이어질 위험이 크다. 임신 초기에 출혈이나 통증 등의 증상이 나타나기 전에 태막이 파열되는 경우도 있다.

3. 불완전유산

한의학적으로 분류하면 임신 8주 이후에 발생하는데, 임신 12주 이내에 배태가 형성되기 전에 자연적으로 유산되는 것을 타태墮胎라고 한다. 12주~28주에 태아가 이미 형성된 이후 자연적으로 유산되면 소산小産 혹은 반산半産이라고 한다. 임신 10주 이전에 유산되는 경우에는 대부분 태아와 태반이 동시에 배출되지만, 그 이후에는 각각 배출된다. 태반 일부가 자궁 내에 남아 있는 경우에는 출혈이 발생할 수 있으며 불완전유산의 중요한 징조이다.

4. 계류유산

한의학적으로 태사불하胎死不下라고 하며, 자연유산이 발생하여 자궁 내에 사망한 태아가 남아 있는 경우를 말한다. 임신 초기에 선홍색이 아닌 다양한 색의 질 출혈이나 통증을 통해 유산의 전조증상을 느낄 수도 있다. 증상이 정상 임신과 큰 차이가 없을 때도 있지만 유방이 더 커지지 않고 체중이나 자궁의 크기가 감소할 수도 있다. 사망한 태아나 태반 물질이 떨어지면서 자연 배출되는 경우도 있지만, 산모가 특별한 증상을 느끼지 못하는 경우도 많다.

5. 습관성유산

한의학에서는 활태滑胎라고 하며 동일 배우자로부터 임신하여 임

유산감별 진단표

		유산전조증	불가피유산	완전유산	불완전유산	계류유산
주요 증상	출혈	소량 선홍색	증가	적음	적거나 많음	없거나 암자색
	하복통	없거나 약간	심함	소실	심함 혹 경감	-
	조직배출	없음	없음	전부	부분	
부인과 검사	자궁경부	안 열림	열림	막힘	열림 혹 조직이 막힘	폐색 혹 이완
	자궁체부	주 수에 부합	주 수에 부합	정상	주 수보다 축소	주 수보다 축소
보조 검사	임신반응 (소변검사)	양성	양성 혹 음성	음성	음성	음성
	초음파	태아심음 태동	태동 혹 미약	없음	임신조직 부분 잔류	태아심음소실 태동소실

출처: 《한방여성의학II》 한방여성의학 편찬위원회

신 20주(혹은 28주) 이내에 연속적으로 3회 이상 자연유산이 되는 경우를 습관성유산이라고 분류한다. 습관성유산은 영구적인 난임으로 이어질 가능성이 크므로 첫 유산 때부터 원인을 찾아 미리 치료하여 대응할 필요가 있다.

계류유산의 원인과 치료법은?

임신 초기 초음파 검사상 태낭이 비어 있거나 배아나 태아가 심정지 상태일 때 계류유산으로 진단한다. 자궁의 이상으로 인해 배아가 배출되는 일부 경우를 제외하면 모든 자연유산은 그 전에 계류유산의 단계를 거치는 경우가 많다. 계류유산 후 2~3주 후에 자연 배출되는 경우도 있지만, 태아가 사망하여 장기간 잔류하는 경우에는 자궁벽에 유착되거나 태반이 용해되면서 독성물질을 방출하여 모체를 위험하게 할 수 있으므로 소파술 등을 통해 미리 제거하는 것이 좋다.

계류유산의 가장 흔한 원인은 태아의 염색체 이상, 구조적 기형이며 모체 측의 원인으로는 당뇨, 황체호르몬 이상과 같은 내분비 이상, 자궁의 기형 등을 꼽을 수 있다. 절박유산을 치료하기 위해 황체호르몬을 투여한 것도 원인이 되기도 한다. 임신 고혈압, 당뇨병 등의 기왕력이 있는 임부의 경우 태반에 산소와 영양공급이 원활하지 못해 발생할 수 있다.

자궁 내에서 태아가 사망하면 일반적으로는 2주 이내에 자궁 수축을 유발하게 되며 그 결과 자연유산으로 이어진다. 배출되지 않는 경우에는 일반적으로 소파술이 시행되며 수술 후 예방적으로 항생제를 투여한다.

습관성유산이란 무엇인가?

일반적으로는 연속해 3회 이상 유산되는 경우를 습관성유산으로 진단하지만, 2회의 유산 경력이 있는 경우에는 습관성유산으로 이어지는 경우가 많으므로 이에 대비하여 치료하는 것이 좋다. 습관성유산의 원인은 염색체 이상, 면역학적 요인, 자궁 내 유착이나 자궁경부 무력증 등의 해부학적 요인, 황체기의 문제와 당뇨, 갑상선 질환 등의 내분비계 문제가 알려져 있다.

습관성유산의 경우에는 직전에 정상 출산을 했더라도 다음 임신에서 유산이 되는 경우도 많다. 유산 후 1년간 유효한 피임법으로 임신을 방지하면서 몸의 회복력을 개선하는 치료가 필요하며 무리한 업무와 성생활을 피하고 심신을 안정시키는 것이 중요하다. 또한 혈액형 검사, 정액 검사, 기초체온 측정, 호르몬 검사, 염색체 검사, 난관조영술 등의 검사를 통해 치료 불가능한 습관성유산인지 먼저 확인할 필요가 있다.

인공유산의 치료법과 안전성은?

태아가 생존 능력을 갖추기 전에 임신 상태에서 인공적으로 임신을 종결시키는 것을 인공유산이라 한다. 인공유산은 적응증에 따라 치료적유산과 선택적유산으로 나눌 수 있다. 치료적유산은 모자보건법 시행령에 의해 법의학적으로 허용 범위가 엄격히 제한된다. 선택적유산은 여성의 권리 관점에서 시행되는 인공유산을 말하며 오늘날 우리나라의 대부분 인공유산이 여기에 해당한다. 불가피하게 인공유산을 선택한 경우에는 신체적 회복뿐 아니라 정서적인 건강을 위해 본인의 심리적 안정과 주위의 지지가 필요하다.

인공유산의 치료법

구분	종류	설명
수술적 방법	소파술	자궁 경부를 인위적으로 열리게 한 후에 자궁 내의 임신 산물을 소파술, 진공 흡입술 등으로 물리적으로 배출하는 방법
	월경 흡입법	월경 예정일 1~3주 경과 후에 시행하는 시술
	개복 수술	통상적인 수술이 불가능한 경우
약물 요법	자궁 수축	임신 초기에 자궁 수축을 유발하여 배출시키는 방법

유산 시술 이후 2주 이내에 회복되는 것이 일반적이고, 자궁 주위와 골반 내부의 회복을 위해 2~4주간은 성관계를 피해야 한다. 배란이 빠르게 회복되는 경우도 있으므로 몸이 완전히 회복될 때까지는 피임해야 한다. 감염이 발생한 경우를 제외하면 선택적유산 시술 후 임신율이 감소하지는 않는다고 알려져 있지만, 여러 번 시행하는 경우 전치태반이 증가하는 등 자궁의 물리적, 구조적 손상을 유발할 수 있다. 선택적유산 시술로 인해 다음과 같은 부작용이 발생할 수 있으므로 신중한 결정이 필요하다.

선택적유산 시술로 발생할 수 있는 부작용

종류	설명
자궁 천공	수술 도중 발생 위험
자궁 기능의 손상	자궁경부무력증, 자궁내막유착증
중증 소모성 응고병증	주 수가 진행된 상태에서 소파술을 시행한 경우 발생 가능성
감염	자궁근염, 자궁주위염, 복막염 등
산모의 사망	출혈과 감염으로 인한 사망 가능성

유산 이후 필요한 한의학적 치료는 어떤 것들이 있는가?

유산이나 조산은 응급상황이 발생하거나 그에 준하는 심각한 상태로 발전하게 되는 경우도 있으므로 적절한 양방적 처지를 먼저 시행하고, 후유증의 치료나 회복력 관리, 습관성유산 예방, 다음 임신을 위한 준비를 목적으로 한의학적 치료를 병행하는 것이 좋다. 유산 후 몸조리와 유산 예방을 위한 한약 치료에 자주 사용되는 대표적 처방은 다음과 같다.

유산 후 몸조리와 유산 예방을 위한 대표 처방

종류	설명
궁귀교애탕	임신 초기 출혈, 태동 불안이 있는 경우
당귀작약산	자궁의 혈류량을 개선하고 불필요한 수축을 줄여주어 통증과 출혈을 완화
온경탕	빈혈이나 하복부 냉증, 허열을 동반하는 경우
계지복령환	어혈이 많아 임신이 잘 안 되거나 변비, 상열감이 있는 경우
금궤당귀산	자궁을 튼튼하게 하고 혈액 순환을 개선하여 유산을 예방

계류유산이 확인되어 자궁 내부의 배출물이 스스로 빠져나오거나 소파수술을 통해 제거한 이후에는 어혈을 풀어주는 치료가 필요하다. 이후에는 월경주기를 회복하고 다시 임신을 준비하고 후유증과 산후풍 치료를 목적으로 한약 처방과 침 치료를 병행하는 것이 좋다. 평소 환자가 갖고 있던 임상 증상을 개선하고 유산의 한의학적 원인을 찾아서 치료한다면 유산의 재발을 방지하여 반복유산으

로 진행되는 것을 예방하는 데 도움이 된다.

한의학에도 유산과 유산 후 조리에 관한 치료법이 있는가?

한의학에서는 유산이나 조산을 반산, 상산, 불시만산, 타태, 태동불안, 소산, 활태, 태사불하 등 다양한 개념으로 분류하고 있다. 태가 형성되는 시기인 3개월째에 유산이 가장 많다고 언급하면서 홀수 달인 5개월, 7개월 차에 특히 조심해야 한다고 적고 있다.

> "유산은 임신부의 혈기가 허해지고 손상되어 태반이 태아를 제대로 영양하지 못하는 경우에 발생한다. 이것을 비유하면 나뭇가지가 마르면 열매가 떨어지고 넝쿨이 시들면 꽃이 떨어지는 것과 같다. 또 임신부가 과로하거나 노여움을 겪어 마음을 상하게 되면 속에서 화가 동하여 유산된다. 이것은 바람이 불어서 나무가 흔들리면 나뭇가지가 부러지는 것과 같다."

또한 동의보감에는 위와 같이 유산의 원인을 임신부의 임신 유지 능력과 관련된 내적인 건강상태와 외적인 요인으로 나누어 비유적으로 표현하면서 단순히 자궁의 기능뿐 아니라, 임신부의 몸 상태와 외부적 스트레스 요인도 모두 중요함을 강조하고 있다.

유산을 치료하는 방법은?

절박유산의 경우는 곧 유산으로 이어질 수 있는 단계이므로 치료에 집중해야 하고 유산을 막는 것을 목표로 한다. 심신의 절대 안정이 가장 중요하므로 가급적 모든 활동을 중지하고 최소 일주일 이상 절대 안정을 취한다. 프로게스테론이나 합성황체호르몬을 주사 투여하거나 경구 투여하는 방법도 있지만, 아직 명확한 효과를 확신하기는 어려우며 계류유산을 유발할 가능성이 있다고 알려져 있어 주의가 필요하다. 이밖에 자궁수축억제제 등이 사용되기도 한다. 자궁경관무력증이 의심되고 임신 15주 이후일 때는 자궁경관 봉축술을 시행할 수 있다. 불가피유산이나 불완전유산, 계류유산의 경우에는 임신부의 신체적, 심리적 건강과 안전을 최우선으로 하여 소파수술을 시행한다.

유산 후 조심해야 할 질환은 무엇인가?

출산 후에 발생할 수 있는 질환이나 불편한 증상은 유산 후에도 나타날 수 있다. 임신 초기의 유산이라도 이미 자궁에 태가 자리 잡을 준비가 된 이후이므로 착상시키고 태아를 키우는 데 적합한 형태로 호르몬의 변화가 시작되었다고 볼 수 있다. 유산이 되면 모체는 다시 임신 전의 몸으로 돌아가기 위해 또다시 호르몬과 자궁의 양태에 변화가 생기므로 출산 후와 유사한 증상을 보이는 경우가 많다.

1. 우울증

정상 분만 후의 우울증은 산후풍으로 인한 신체적 괴로움과 육아 기간의 스트레스에 의해 생긴다. 이와 비교해 유산 후 우울증은 심리적 충격과 정서적 불안정성이 더 큰 원인을 차지한다. 유산 후 정상적인 신체 활동을 위해서나 다음 임신을 위한 몸과 마음의 준비를 위해서도 유산 후 우울증의 예방과 치료는 상당히 중요한 의미가 있다.

2. 비만

비록 자궁과 태아의 무게가 많이 증가하지는 않은 상태이지만 유산 후 우울증이나 스트레스로 인한 폭식, 이상 식욕 항진, 몸이 허약해지면서 수분처리 능력이 저하되어 나타나는 단기간의 부종 등 다양한 원인에 의해 체중이 증가할 수 있다.

3. 통증

유산이 되는 과정에서 자궁이 정상 상태로 돌아가는 과정이 원활치 않거나, 소파술 등의 시술 과정에서 내부에 유착이 발생하면 자궁의 구조적 변화를 유발하여 골반, 허리, 하지, 하복부의 통증이 발생할 수 있다. 특히 이유 없는 요통이나 골반 통증이 발생했다면 유산 후에 생긴 어혈이나 유착을 의심해 볼 수 있다.

4. 어혈

자궁 내부에 임신조직이 모두 배출된 이후에도 자궁 내벽의 회복 능력이 후퇴하거나 분만과정에서 형성된 어혈이 미처 다 제거되지 않고 몸 안에 축적되어 있으면 산후복통, 산후출혈, 사지 및 전신의 통증을 유발하는 원인이 된다.

유산과 분만 이후의 치료는 크게 어혈 치료와 허증 치료로 나눌 수 있다. 어혈 치료는 생화탕生化湯이 대표적이며 통증을 경감시키고 자궁과 난소의 기능을 복구하고 손상이 원래 상태로 회복하도록 돕는 역할을 한다. 허증 치료는 보허탕補虛湯을 기본으로 하며 분만이나 유산 후 허약해진 산모의 기혈을 보충하고 면역력을 향상해 산후감염을 예방 및 치료하는 효과가 있다.

도움이 되는 식품이나 음식은 어떤 것이 있을까?

조직의 회복력을 높이기 위해서는 양질의 단백질과 탄수화물이 필수적이며 건강식 중심으로 영양을 골고루 잘 섭취하는 것이 원칙이다. 단백질과 무기질이 풍부한 고기, 생선, 멸치, 콩류와 견과류 등의 지방질의 섭취도 중요하다. 다만 지나치게 단 음식은 혈당을 급격히 올리고 급격히 떨어뜨려 혈당조절 능력을 교란하므로 피하는 것이 좋고, 기름기가 많은 음식이나 인스턴트 음식은 피하는 것이 좋다.

1. 당귀

혈액의 생성, 혈액 순환, 어혈 해소 등 혈액에 관련되어 널리 사용되는 약재로, 특히 여성호르몬 분비를 원활하게 도와주는 작용이 있다고 알려져 있어 각종 여성 질환, 생리불순, 생리통, 빈혈, 자궁 발육부전, 산후 혈액 부족, 갱년기 장애 등에 두루 사용한다.

2. 익모초

산모를 이롭게 한다는 이름 그대로 여성 질환에 두루 사용되는 약재이다. 자궁을 위주로 한 하복부의 순환장애를 개선하고 생리불순, 냉, 유산 후 자궁 회복에 도움을 준다.

3. 약쑥

약쑥의 약재 이름은 애엽艾葉으로, 자궁이 냉하여 생기는 질환에 효과가 좋아 하복부 통증, 생리불순이나 난임, 냉이 심한 경우에 사용한다. 끓여서 차로 복용하기도 하지만 욕조에 풀어 쑥탕이나 좌욕으로 이용하거나 훈증으로 사용할 수 있다.

4. 연꽃 열매

연꽃 열매의 한약재 이름은 연자육蓮子肉으로, 심신을 안정시키면서 긴장을 완화하는 효과가 있어 불면, 두근거림, 불안증 등을 동반하는 스트레스성 여성 질환에 사용된다.

유산 후에도 산후풍이 올 수 있는가?

출산 및 유산 후에는 몸이 임신 전의 상태로 돌아가는 동안 안정과 휴식이 필요하다. 하지만 섭생의 부주의, 차가운 환경에 노출, 신체의 과사용, 스트레스 상황의 지속 등 다양한 이유로 인해 관절의 통증이나 냉감을 호소하는 경우가 있는데, 이러한 전신 증상이 발현하면 유산 후 산후풍을 의심해야 한다. 유산의 횟수가 증가하거나 소파술이 반복적으로 시행되는 경우에도 발생하기 쉽다. 또 과로, 스트레스, 불면 등으로 인해 정신적, 육체적 피로가 증가하면 통증 감각에 대한 과민상태가 되어 전신적 긴장과 통증이 악화되는 경향이 있다.

산후풍의 증상은 관절이나 근육의 통증을 중심으로 국소적 신체 증상을 보이는 유형과 소화, 땀, 온열 감각, 불면증, 상열감 등의 전신적 자율신경계의 증상을 보이는 유형으로 나타난다. 산모의 나이, 직업, 스트레스 감수성, 수면 상태에 영향을 받으며 장기화되는 경우 산후 우울증, 공황장애를 비롯하여 불안장애를 동반할 위험이 있다.

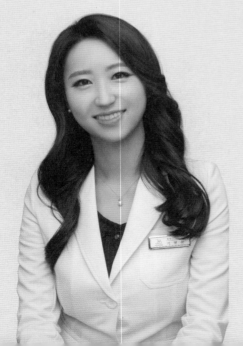

기현숙 **원장**

대한한의학회 정회원

동서비교한의학회 정회원

국제 응용근신경학회 인정의

전) 부평한방병원 진료과장

전) 늘푸른한의원 진료원장

전) 2014 소치 올림픽 한방진료의

현) 사임당한의원 원장

현) 고양시 한의사협회 이사

특허 자초 추출물의 제조방법, 제 10-1481943호
특허 불개미의항산화 물질 극대화 하는 방법(요실금, 전립선), 제 10-1552820호
특허 우르시올이 제거된 옻 추출물의 제조방법 및 약침으로서의 용도, 제 10-1538055호
특허 항염증 효과가 있는 불개미 효소분해 추출분말, 제 10-1552821호

사임당한의원

주 소 경기도 고양시 일산서구 주엽동 66-1 3층
전 화 031-912-2040
홈페이지 https://saimdangllsan.modoo.at/
　　　　　https://blog.naver.com/saimdang0626

갱년기, 기분 탓이 아니다

갱년기 관리법

여성에게 인생 제2막이 열리는 시기, 갱년기.
내 몸에 일어나는 많은 변화에
어떻게 대처해야 할까?

갱년기는 노화와 함께 자연스럽게
찾아오는 질병 중 하나이다.
때문에 여성의 인생 제2막을 알리는
시작점으로 보기도 한다.
짧게는 6개월, 길게는 5년 이상 지속되는 갱년기.
내 인생에 잠깐 스쳐 지나가는 질병으로 치부하기엔
남은 인생의 건강이 달려있다!
그렇다면 우리는 갱년기를 어떻게 관리해야
건강을 지켜낼 수 있을까?
한의학 속에서 그 해답을 찾아보자.

갱년기는 왜 중요한가?

갱년기는 폐경 직전 혹은 폐경 여성의 60%가 경험하는 증상으로 16%는 가벼운 정도, 33%가 중등도, 15%가 매우 심하게 겪고 있는 증상이다. 6개월 이내에 소실되기도 하지만 5년 이상 지속되는 경우도 많다. 초경에서 시작해서 가임기를 거쳐 폐경으로 가는 과정에서 요즘의 문제는 초경과 폐경이 빨라진다는 것이다. 뼈에도 에스트로겐 수용체가 있어서 초경이 빨라지면 골단이 빨리 닫혀 성장에도 영향을 줄 수 있다. 폐경이 빨라진다는 것은 후기 갱년기의 노화가 빨리 진행되는 것이기 때문에 한의학 치료의 목표는 갱년기 이후의 삶이 아름답게 유지될 수 있도록 하는 것이다.

여성의 평균 수명이 84세 정도로 길어지면서 인생의 1/3 이상이 폐경 이후의 삶이 된다. 따라서 갱년기의 여성 건강관리가 무엇보다 중요하다. 갱년기 증상은 일시적이거나 간헐적인 것이 아니라 지속적으로 우리 몸에 영향을 주기 때문이다. 따라서 갱년기는 꾸준히 관리해야 한다.

갱년기란 무엇인가?

　여성 생식의 노화 진행 단계는 아래 표와 같다. 초경이 시작된 이후 폐경으로 진행되면서 40대 중후반부터 월경주기가 7일 내외로 변화하거나 몇 달을 건너뛰기도 하는 폐경 전 과도기를 지나, 무월경이 12개월 이상 진행되면 폐경으로 진단할 수 있다. 보통 자연적인 폐경기는 49.7~50세이다. 최근에는 자연적인 폐경 외에 여러 가지 자궁난소질환이나 호르몬 등 다른 이유로 폐경이 되는 경우도 있다. 자궁 및 난소의 수술로 인한 폐경인 경우 양성종양인지 악성종양인지에 따라서도 폐경기 예후가 다를 수 있다.

여성의 생식 노화 단계

최종 월경 시기 ↓

단계	-5	-4	-3	-2	-1	+1		+2
명칭	가임기			폐경이행기		폐경기		
	조기	절정기	후기	조기	후기*	조기*		후기
				폐경전후기				
단계별 지속기간	가변적			가변적		1년	4년	월경 종료
월경주기	가변적 상태에서 규칙적으로 변화	규칙적		가변적 월경주기 (정상주기 보다 7일 이상 변화)	월경주기를 건너뛰거나 간헐적 무월경 (60일이상)	무월경 12개월 이상 지속	폐경	
내분비 호르몬	FSH 수치 정상		FSH 상승	FSH 수치상승		FSH 상승		

* 본 시기는 혈관운동성 증상에 의해 구분됨.
Soules MR SS, Parrott E, Rebar R, et al. Executive summary-Stages of Reproductive Aging Workshop(STRAW). Fertility and sterility. 2001;76(5):874-878.

폐경의 종류

구분	설명
자발적 폐경	49.7세~50세로 전체의 50%
유도된 폐경	자궁 및 난소 수술, 화학요법, 방사선 치료 등에 의한 의인성 폐경. 의인성 폐경인 경우 난소를 제거하면 갱년기 증상은 빠르게 가속화되며 자궁만 절제한 경우는 평균 3.7년 폐경이 빨리 오게 된다.
조기난소 부전	40세 이전에 월경이 불규칙한 경우, 이 중 1%가 조기폐경
조기 폐경	40세 이전의 폐경
이른 폐경	40~45세 사이의 폐경으로 전체의 25%
늦은 폐경	50세 이후로 전체의 25%

45세 이상의 여성이 월경이 불규칙하면서 갱년기 증상이 있으면 폐경 이행기로 간주한다. 그리고 1년간의 무월경이면 폐경으로 진단한다. 이때 호르몬 평가는 필수적이지 않으나 고성선 자극호르몬성 저에스트로겐혈증(FSH 40mIU/mL, E2 30pg/mL)을 보이면서 6개월간 무월경일 때 폐경이라고 본다.

갱년기 증상 자가 진단법은?

다음 표는 임상에서 많이 쓰이는 갱년기 증상의 주관적 진단 설문지이다. 증상을 점수화하여 중증단계인지 중간단계 또는 가벼운 단계인지 나누어 치료 계획을 세우고 치료 종료 후 평가할 때도 사용한다.

Kupperman index

순서	증상	없다 (0)	약간 (1)	보통 (2)	심하다 (3)	가중치
1	홍조, 얼굴 화끈거림					4
2	발한					2
3	불면증					2
4	신경질					2
5	우울증					1
6	어지럼증					1
7	피로감					1
8	관절통, 근육통					1
9	두통					1
10	가슴 두근거림					1
11	질 건조, 분비물 감소					1

*가중치를 적용한 합계점수 총점
15~20점: 경미한 갱년기 상태로 관리가 필요한 단계
20~35점: 중등도의 갱년기 상태로 생활 습관개선 등의 적극적인 노력이 필요한 단계
35점 이상: 심한 갱년기 상태로 전문적인 치료가 필요한 단계

갱년기 초기 증상은?

수명이 길어지고 조기 폐경이 되면서 우리 몸에 여러 가지 변화가 생긴다. 이는 에스트로겐 수용체와 밀접한 관련이 있다. 에스트로겐이라는 호르몬이 작용하는 주요 타깃은 뇌, 혈관, 심장, 뼈, 질, 피부, 전립선에 분포되어 있다. 따라서 폐경기에 뇌와 혈관, 심장 그리고 뼈 조직에 증상이 집중적으로 나타나게 되는 것이다.

폐경 시작 2~3년 전인 폐경 과도기부터 서서히 갱년기에 대한

갱년기 초기 증상

구분	종류	설명
초기 증상	혈관운동 증상	안면 홍조, 상기감, 수족냉증
		동계, 숨참, 심계항진
	근골격계 증상	어깨결림, 두통, 요통, 관절통
	정신 및 신경 증상	불안감, 불면, 무력감

증상이 나오게 되는데 가장 빨리 오는 것이 바로 불면증과 뇌신경
계의 변화이다. 이 시기가 되면 기억력이 깜박깜박하게 된다. 그래
서 이때가 되면 물건을 근처에 두고 찾기도 하고 가스 불을 제대로
껐는지 걱정되어 외출했다가도 확인하러 집에 가는 일이 종종 생기
게 된다.

이런 증상이 반복되면 사람은 누구나 불안하고 초조한 마음이 생
긴다. 갑자기 내가 잘 알던 것도 깜박하고, 잠드는 것이 어렵고 자
주 깨고 수면의 질이 떨어지게 되면서 마음이 불안해진다. 그러다
보면 부정적인 생각이 늘고 술에 의존하는 경우도 생길 수 있으며
마음의 병인 우울증까지도 올 수 있다. 한의학적으로 이런 경우 칠
정상七情傷이라고 한다. 즉 스트레스를 많이 받는 상태가 되는 것이
다. 이렇게 되면 여러 가지 증상이 나타나는데, 소화 장애도 생기고
호르몬 변화로 잠도 못 자니 여기저기 근육통까지 생기게 된다.

심혈관 쪽으로 나타나는 증상은 바로 안면홍조, 얼굴이 화끈거
리는 증상이다. 원인은 에스트로겐 혈중 농도가 떨어지면서 혈관이
흥분하기 시작하기 때문이다. 이 증상은 초기에 좋아졌다 다시 나

빠졌다 반복하게 된다. 만약 수술로 한쪽 난소를 절제했다면 안면 홍조 증상이 급격하게 나타날 수 있고 양측 모두 절제한 경우 속발성 갱년기 증상이 심하게 나타날 수 있다. 또 유방암 환자에게서는 안면홍조가 다른 경우보다 더 심하게 나타날 수 있다.

갱년기 증상도 계속 변하는가?

초기에는 안면홍조와 불면증이 먼저 찾아오고 중기에는 피부 건조 특히 발뒤꿈치 건조와 각질이 생기고 입이 마르고 질도 건조해진다. 또 요실금과 전신 관절의 통증을 호소한다. 이때 통증을 참지 못하고 호르몬 제제를 많이 찾게 되는데 한방 치료의 침, 뜸, 약침 치료를 한다면 충분히 통증을 관리할 수 있다. 후기 갱년기가 되면 조직의 변화가 심해져서 골다공증, 협착증이 오고 요실금 증상이 더 심해지며 피부 주름 증가, 복부지방 증가로 인해 비만으로 변해간다.

갱년기 증상의 3대 변화

구분	변화
초기	혈관 증상과 수면 장애
중기	전신 관절 통증
	피부 지각 증상(피부 건조감, 벌레가 기는 듯한 느낌, 손발 저림)
	질 위축 증상(질 건조감, 성교통, 성욕저하)
	방광·요도 위축 증상(빈뇨, 요실금)
후기	피부와 인대의 콜라겐 합성감소로 인한 조직의 변화
	신경전달 감소 및 혈액순환 장애
	고지혈증 및 체지방 증가
	골다공증 및 그와 관련된 증상(요통, 배통, 신장 감소, 골절 경향)
	심혈관 질환의 위험성 증대

갱년기 증상에 호르몬 치료는 어떤 영향이 있는가?

양방의 호르몬 치료에서 에스트로겐 단독 제제는 자궁내막암 발생위험률이 높아 주로 자궁을 절제한 사람에게 사용된다. 에스트로겐 복합제제를 저용량으로 사용하기도 하고 티볼론을 사용하기도 한다. 또 선택적으로 수용체를 조절하는 타목시펜이나 라록시펜을 쓰거나 혈중 세로토닌을 유지하기 위한 세로토닌을 사용하기도 한다. 극심한 통증 때문에 뉴로틴(간질 및 신경성 통증) 또는 프레가발린(간질, 신경성통증, 섬유근육통)이라는 항경련제를 사용하는 경우도 있다.

현재 양방에서는 60세 이전이나 폐경 후 10년 이내 쓸 경우 부작용이 낮다고 한다. 하지만 이런 호르몬 제제가 삶의 질을 전체적으로 개선하는지는 의문이다. 낮아진 호르몬만 보충해주면 우리 몸은 다 괜찮아지는 걸까? 안전하게 폐경기를 지나가게 도와주는 것이 좋지 않을까? 폐경 이후의 삶이 전체 삶의 1/3이다. 치료에서 중요한 것은 우리 몸이 자연스럽게 적응하게 도와주고 부작용을 최소화하는 것이다.

경구 호르몬 제제의 초기 부작용으로 체중증가, 부정출혈이 있고, 장기 부작용으로 유방암, 심혈관 질환, 정맥혈전색전증, 뇌졸중의 증가가 있다. 또 위장관 기능 저하와 구토감을 유발하며 간, 신장에 무리를 많이 주고, 나아가서 암 발생률이 증가하는 것은 피할 수 없는 사실이다. 혈액검사를 해서 쓰면 괜찮다고 하는데 당장은 괜찮아도 나중에 암으로 진단되는 경우도 많다. 그래서 혈액검사 후 쓴다고 해도 안전하지 않을 수 있다. 실제로 폐경이 된 여성이 호르몬 제제를 복용한 경우 그렇지 않은 경우보다 암 발생률이 2배 이상 높은 것으로 조사되었다. 따라서 호르몬 제제는 반드시 병력, 가족력, 현재 증상과 환자의 삶의 질을 고려해 필요한 경우에 한하여 짧게(5년 이내) 쓰는 것이 그나마 낫다. 차선으로, 부작용이 많은 경구 제제보다 바르는 제제가 나을 수도 있으니 본인 상황과 증상에 맞춰서 한의사와 충분히 상의 후 처방받는 것이 좋다.

타목시펜은 유방암 수술 이후에도 자주 처방된다. 유방암 수술 후 타목시펜을 장기간 먹으면 심혈관 질환이 올 가능성이 높아진다. 자궁내막이 두꺼워지면서 자궁내막암이나 간암이 발생할 수 있어 타목시펜과 같은 호르몬 억제제를 복용하고 있는 경우 꼭 심혈관 검사, 산부인과 검사를 주기적으로 하는 것이 중요하다. 안면홍조나 근육통, 피부질환이나 요실금 등의 배뇨 이상과 체지방 관리는 한방의 침과 뜸, 약침, 한약 치료로 먼저 접근하는 것이 만족도가 높다.

갱년기 증상에서 가장 중요한 치료는 무엇인가?

갱년기가 단순히 에스트로겐 수치가 낮아지는 것으로 알고 있는 사람들이 많다. 사실 더 중요한 것은 대사순환이 느려지고 혈관과 근육이 노화되면서 인슐린 저항성이라는 것이 높아지는 것이며, 그로 인해 몸 전체에 염증 물질이 증가하여 우리 몸이 만성 염증 상태로 간다는 것이다. 한의학에서는 이 만성 염증을 개선시켜 건강한 갱년기를 만들어가는 것이 목표이다.

만성 염증 상태와 인슐린 저항성의 상관관계는?

갱년기가 오면 우리 몸에는 인슐린 저항성이 생기게 된다. 인슐린 저항성이란 인슐린은 잘 만들어지는 데 반해 그 기능을 잘 하지 못하는 상태를 말한다. 즉 우리 몸의 세포 곳곳에서 에너지를 제대로 사용하지 못하게 되는 것이다. 이렇게 되는 이유는 선천적인 요인과 환경적인 요인이 두루 작용한다. 후천적인 요인은 운동 부족, 과도한 칼로리 섭취, 연령 증가, 약물, 고혈당, 지방산 증가인데 이것은 아주 서서히 시작된다. 인슐린 저항성 증상은 다음과 같다.

- 밥을 먹고 나면 졸려서 눕고 싶고, 몸이 가라앉는 것 같이 나른하고 피곤하다.
- 만성피로감, 우울증, 기분 변화가 심하다.
- 더부룩하고 가스가 잘 찬다.
- 체중증가, 피부 노화, 주름살 및 근육의 경직(쥐가 나거나 뒤틀림)이 나타난다.
- 비만, 중성지방 증가, 고지혈증이 있다.
- 저혈당이다.

위에 나열된 증상을 많이 호소한다면 지방세포가 커지면서 중성지방이 축적되어가고 있다는 신호이다. 이렇게 되면 염증물질이 많이 쏟아져 나오게 되어 대사증후군을 가속화하고 노화가 진행되는 것이다.

갱년기 때는 체중 관리가 중요한가?

폐경 후에는 남성형 비만증이 증가한다. 즉 허리와 엉덩이둘레의 비율이 증가하는 것이다. 이렇게 복부에 쌓인 비만세포는 주로 백색지방인데 비만이 지속될수록 대사증후군이 심해져 갑상선 기능 저하증의 위험과 함께 관상동맥질환, 고혈압, 고지혈증, 당뇨병 위험이 증가하게 된다. 또 복부지방이 발달하면서 인슐린 저항성이 올라가고 염증이 증가해서 혈관내피 손상이 시작된다. 이로 인해 내당증 장애, 공복혈당 장애, 대사 증후군이 오며 심한 경우 당뇨로 이어질 수 있다. 사실 초기에는 큰 증상을 느끼지 못해 치료 시기를 놓치는 경우가 많다. 따라서 이미 대사증후군이 시작되었다는 것은 갱년기가 상당히 진행되었다는 것을 의미한다. 이때 굶는 다이어트를 하게 되면 근육 볼륨이 줄어들어 더 큰 부작용이 생길 수밖에 없다. 몸의 만성 염증을 줄이고 건강하게 체지방분해를 하고 인슐린 저항성을 줄여나가려면 식생활, 수면, 술과 스트레스를 조절하고 때에 맞는 치료를 받아야 한다. 한방 치료는 이 시기에 많은 도움이 될 수 있다.

갱년기 때 골다공증이 걱정된다. 약을 먹으면 좋아질까?

20세 이후가 되면 해마다 약 0.5%의 골 손실이 생기게 된다. 그러다가 폐경 후 5~7년 사이에 해마다 약 2%의 골 감소가 일어나고 이후엔 1% 정도로 감소한다. 폐경 후 골 소실은 바로 해면골 결핍인데, 해면골 결핍이 심해지면 주로 손목 같은 몸통에서 멀리 있는 작은 관절에 골절이 오고 또 척추 압박골절도 생길 수 있다. 따라서 폐경 후 골다공증이 심해진다면 손목, 발목 또는 척추 압박골절이 생길 가능성이 더 높다. 반면 노인성 골다공증은 남녀 모두에게 올 수 있는데 뼈의 피질골 결핍이 주원인으로, 주로 고관절 골절을 일으킨다. 골절은 삶의 질뿐만 아니라 생명과도 연관되는 중요한 질환이므로, 골다공증이 심해지지 않도록 관리해야 한다.

갱년기 및 폐경 후 여성의 1일 칼슘 섭취 권장량은 1,000~1,500mg이다. 그러면 어떻게 칼슘을 섭취하는 것이 좋을까? 정제 칼슘은 심혈관 질환의 리스크를 상승시키므로 제한하는 것이 좋다. 또한 장기복용은 암 발생률까지 증가시킨다. 오히려 약을 먹는데도 대퇴골이 골절되기도 하고 식도암 발생을 증가시키며, 근골격계 통증, 간 손상, 신부전을 일으키고 눈 주위 염증과 실명의 위험성도 있다. 즉 뼈를 튼튼히 해도 혈액의 만성 염증 상태를 개선하지 못한다면 골절도 생길 수 있고 약 부작용까지 생길 수 있는 것이다. 음식 속 칼슘은 서서히 흡수되어 부작용이 거의 없다. 하지만 정제 칼슘은 급격한 흡수로 오히려 우리 몸의 항상성을 깨뜨린다. 따라서 음식으로 칼슘을 섭취하는 것이 좋고, 오히려 칼슘보다는 비타민D의 흡수가 더 중요한 측면이 있다. 칼슘이 풍부한 음식은 시금치, 해조류, 브로콜리, 잔뼈 생선 등이다.

폐경기를 겪으면서 호르몬의 변화로 인해 몸의 염증 상태가 증가하고 그로 인해 혈액의 점성이 높아지는데 이때 혈액의 중화를 위해 뼈의 무기질이 동원되며 골 소실이 증가하게 된다. 한방에서는 바로 이 측면을 살펴서 골다공증을 치료한다. 즉 높아진 혈액의 점성을 어혈로 보고 어혈을 치료함으로써 만성 염증 상태를 개선하고 뼈도 튼튼하게 관리하는 것이다. 환자 상태의 진행 과정에 따라 적절한 침 치료 또는 약침 치료, 환약이나 선약으로 관리할 수 있다.

갱년기의 얼굴 화끈거림, 어떻게 치료하면 좋을까?

'얼굴이 화끈거린다'고 호소하는 안면홍조는 폐경기의 가장 흔한 증상이다. 가슴, 얼굴, 머리 부분에 특징적으로 달아오름을 느낀 후 오한을 느끼기도 한다. 주로 밤에 나타나고 차츰 낮에도 일어날 수 있다. 야간에 생기게 되면 수면을 방해해 일상생활에도 지장을 준다. 정도와 횟수, 지속시간, 기간은 개개인의 차이에 따라 다르며 호르몬이 감소하는 속도가 빠를수록 횟수가 증가하는 경향이 있다. 안면홍조는 혈관운동장애로 인해 나타나며 한방에서는 혈관의 산화적 스트레스를 원인으로 보고 혈관 보호를 치료 목적으로 둔다.

안면홍조는 침 치료를 통해 일차적으로 관리할 수 있다.

갱년기가 되니 갑자기 우울해진다. 어떻게 하면 좋을까?

갱년기가 되면 여러 심리변화를 겪는다. 일단 뇌 신경계의 변화로 인해 기억력이 감퇴하고 불안전한 혈관신경성 변화 때문에 어지럼증이 빈번해지기도 한다. 그래서 폐경 직전이면 스트레스가 최고조로 높아진다. 이때 어떤 생각을 가지고 있는지에 따라 더 좋은 시기를 보낼 수 있다. 폐경은 젊음의 끝이나 여성성의 상실이 아니다. 제2의 삶으로 나아가는 것이다. 출산과 육아에서 벗어나 아주 평안한 시기를 보내는 것이므로 다가올 새로운 출발을 잘 시작할 수 있도록 긍정적인 생각을 하는 것이 좋다.

갱년기 때 통풍이 잘 걸리나?

에스트로겐은 요산을 배출하는 효능이 있는데 갱년기 때에는 호르몬 수치가 낮아져 요산 배출에 이상이 생기면서 통풍 발병률도 높아지게 된다. 또 인슐린 저항성에 의해서도 만성 염증 상태가 되어 통풍이 발생한다. 아직 명확한 기전은 밝혀지지 않았지만, 후자의 경우가 더 큰 영향을 준다고 보고 있다. 요산 배출이 안 되면서 요산 억제제를 복용하는 경우가 많은데, 그러다 보면 신장에 안 좋은 영향을 줄 수도 있다. 요산 수치 조절은 체내지질형성과 밀접한 관련이 있다. 지질형성이 결국 염증 물질을 많이 만들어내고 세포 조직이 손상되면서 인슐린 저항성이 생기기 때문이다. 따라서 체지방을 잘 관리하는 것이 중요하다.

갱년기에 일어나는 생식비뇨기계의 변화는?

자궁의 크기는 폐경 이후 10년 동안 급속히 감소한다. 이 과정에서 자궁내막은 위축되고, 난소 크기는 감소하고, 섬유조직과 지방 조직이 증가하게 된다. 또한 소변이 자주 마렵거나 자다 깨서 소변 보는 일이 잦아지고, 소변을 참을 수 없는 급박뇨 또는 요실금 그리고 요로감염 증가로 방광염에 잘 걸리기도 한다. 이때 중요한 것은 질 내 유산균을 잘 유지하도록 하는 것이다. 유산균 복용을 권하기도 하고, 하복의 혈류순환을 개선하고 염증을 줄여주는 약침(자하거, 백질려, 참옻, 진센, 청간)으로 주로 치료하며 증상에 맞는 한약을 복용하면 도움을 받을 수 있다.

폐경 이후 피가 섞인 분비물이 자꾸 보이는데 괜찮은 건가?

보통 60~80%는 위축성 자궁내막염 및 질염의 가능성이 높지만, 폐경 이후 출혈이 있으면서 자궁내막증식 소견이 있다면 반드시 조직검사를 하는 것이 좋다.

폐경 후 출혈의 병리 소견

병리 소견	비율
자궁내막 및 자궁경부용종	2~12%
자궁내막증식증	5~10%
자궁내막암	10%
외인성 에스트로겐	15~25%
위축성 자궁내막염 및 질염	60~80%

갱년기 관리의 핵심은 무엇인가?

가장 중요한 핵심은 몸과 마음의 균형을 유지하는 것이다.

1. 체지방 관리

우리 몸에 지방은 크게 2가지이다. 체온조절 역할을 하는 갈색지방과 조직을 둘러싸 조직 온도를 낮추고 혈액 순환을 방해하며 염증 물질을 만들어내는 백색지방(체지방)이다. 한의원에서는 바로 이 체지방을 분해하는 치료를 하고 있다. 갱년기 증상의 원인이 체지방에서 출발하기 때문에 일상생활에서의 관리가 무엇보다 중요하다. 대표적인 약재를 보면 상엽은 혈액검사에서 콜레스테롤, 중성지방 등의 수치 변화가 뚜렷하게 관찰된 약재이고, 자초는 인슐린 저항성을 줄여서 만성 염증 개선 및 지질 대사에 좋은 변화를 가져오는 약재이다.

2. 염증 관리

염증의 진행 단계에 따라 약침이나 한약재를 병행하는 것이 좋다. 한약재 중 황기는 염증 관리와 자가면역질환에 뛰어난 효과가 있다. 또 희렴초, 복분자잎 등도 염증 관리에 좋은 약재이다. 한의원에서는 이런 좋은 약재의 뛰어난 효능만 쓰기 위해 주정 발효 및 발효 단계를 거쳐 좋은 성분을 농축시켜 사용하여 효과가 더욱 뛰어나다.

3. 혈관 관리

체지방과 염증 관리를 하는 것이 혈관을 깨끗하게 관리하는 방법이다.

4. 마음 관리

적절한 수면, 가벼운 유산소 운동과 스트레칭, 제철의 신선한 음식과 올바른 조리법(튀기거나 구운 방식보다는 물에 익히거나 삶는 방식이 좋음)으로 만든 음식을 섭취하는 것이 좋고, 스트레스 해소를 위한 방법을 찾는 것이 중요하다. 또 요실금이 있다면 적절한 항노화 한약을 처방하여 요실금을 치료하고, 수면의 질이 떨어졌다면 이를 중심적으로 치료하고, 몸 여기저기 관절과 근육통 때문에 괴롭다면 이런 부분을 집중 치료해서 삶의 질을 나아지게 해야 한다.

5. 생활 관리

매운 음식은 홍조를 더 발생시킬 수 있으니 피하는 것이 좋고, 흡연과 음주는 골밀도에 영향을 주기 때문에 피해야 한다. 또한 카페인 및 탄산음료도 좋지 않으니 줄이는 것이 좋다. 밀가루 음식과 지나치게 단 음식(과당)은 복부지방과 염증 관리에 좋지 않고 위장관은 물론 코어근육 약화와 연관이 있으니 평소 음식을 잘 조절해서 섭취해야 한다.

6. 운동요법

가벼운 정도의 걷기나 스트레칭, 요가처럼 몸을 이완시키는 운동이 좋다. 갱년기 때에는 근육이 잘 경직되고 순환이 안 돼 쥐가 나는 경우가 많다. 따라서 잘못된 방향으로 무리한 근육운동을 하면 운동할 때는 괜찮은데 다음날 근육통이 더 심하게 오거나 몸이 더 무겁거나 통증이 더욱 심해질 수도 있다. 현재의 몸 상태에 맞는 운동은 무엇인지, 운동 강도는 어느 정도가 적당한지 한의사의 상담과 진료를 통해 자문을 구하는 것이 좋다.

한의원에서는 어떤 검사와 치료를 하는가?

한의원에서 시행하는 검사

검사	설명
적외선체열 검사기	중심체온과 피부체온을 체크해 혈관의 확장과 순환, 기의 흐름을 분석
심박변이도 검사기	시간에 따른 심박의 변화를 통해 스트레스를 추정함. 혈액 순환 상태와 혈관의 노화정도를 측정하여 치료
체성분 검사기	근육과 지방의 비율을 체크하고 복부둘레와 내장지방을 알 수 있다
초음파로 자궁내막 평가	폐경이후 정상위축 자궁내막 5-6mm
위축성 자궁내막염 및 질염	60~80%

1. 침 치료

삼음교, 족삼리, 태충, 합곡, 관원, 내관, 백회, 음릉천, 중완, 소부, 신문, 태계, 단중, 중극, 신수, 음곡, 공손, 천추, 신정격 혈 자리를 증상에 맞춰 치료하게 되는데, 특히 소부혈은 안면홍조에 좋은 혈 자리이다. 또 전침치료를 통해 근육 및 경혈에 자극을 주어 치료 효과를 높일 수 있다.

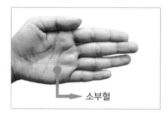

소부혈

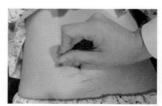

2. 약침 치료

정제된 한약을 경혈에 주입하는 치료로 즉각적인 치료 효과가 있다. 경직된 근육을 이완시키고 회복시키며 신진대사를 원활하게 도와준다.

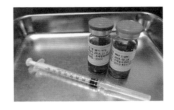

3. 공진단

몸의 기능과 면역력이 떨어질 때 좋은 보약으로 만성피로 회복, 노화 방지에 탁월하다. 항산화 작용, 중추 신경계 질환, 염증 질환, 심혈관계 질환, 면역 질환에 효능이 있다.

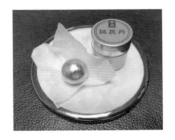

4. 한약

증상에 맞는 한약 치료는 갱년기의 불편함을 감소시키고 호르몬 변화에 잘 적응할 수 있도록 도와준다. 제형에 따라 탕약, 환약, 연조제 등 여러 형태의 한약이 있고 증상에 따라 복용한다.

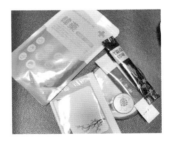

5. 뜸 치료

복부 온열 자극을 말한다. 쑥에
는 염증을 가라앉히고 혈액 순환을
도와주는 효과가 있다. 주로 배꼽
주변, 아랫배 또는 명치 통증을 살
펴 가장 좋은 혈 자리에 시술한다.

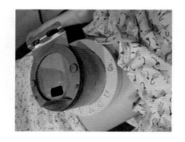

6. 추나 치료

골반 내 균형의 문제로 골반 내
염증이나 만성 척추 통증이 있을
경우, 추나라는 구조적 치료를 병
행하는 것이 좋다. 척추의 불균형

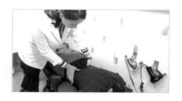

은 자율신경계의 이상의 원인이 되기도 하고 각종 내과 질환과도
관련이 많다.

갱년기 치료에 도움이 되는 약재는?

- **홍경천** 스트레스를 낮춰주는 대표적 약재
- **구판** 염증 차단, 파골세포의 억제율 80%, 골다공증에 강력한
  효과가 있는 보약 중 하나
- **황기** 면역력을 높이고 만성 염증을 줄여줌

- **상엽** 혈관 염증을 줄여주는 작용

- **상심자** 항산화 작용

- **블루베리** 항산화 작용

- **홍조환** 갱년기 전후로 한 제반 증상(안면홍조, 발한 과다, 비뇨생식기계의 위축, 정신적 불안정과 피로감, 수면장애 근육통)을 치료목적으로 처방한다.

- **선암산** 서목태, 현미 씨눈, 표고버섯, 상심자, 신선초, 흑임자, 블루베리 등으로 이루어진 한약으로 콜레스테롤 중성지방, 스트레스, 노폐물 배설을 목표로 갱년기 증후군을 치료한다.

- **홍옥고** 석류(씨를 압착하여 껍질을 효소분해 발효하여 농축)가 들어가는 처방으로 석류의 유로니친 성분은 근육 내 체지방을 해소하고 노화를 방지하는 효능이 있어 갱년기 체지방 관리, 염증 관리, 전립선 질환 예방과 치료, 인슐린 저항선 개선을 목표로 처방한다.

지현우 **원장**

경희대학교 한방약리학 대학원 과정

연부조직한의학회 [침도의학] 학술이사

통합심신의학연구회 학술이사

일본 동양의학회 특별회원

국제응용근신경의학회 인정의

척추도인안교학회 정회원

한의학 학술 매거진 〈OnBoard〉 학술위원

도쿄 기타사토 의과대학 동양의학 연수

미국 UCSF, USC 의과대학 통합의학 연수

현) 본아한의원 원장

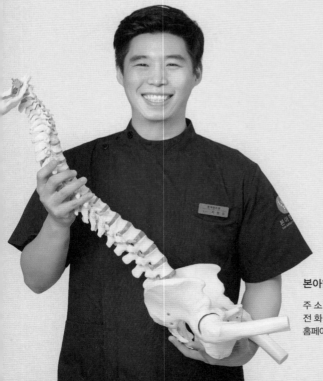

본아한의원

주 소 서울 관악구 신림동 1422-30 2층 본아한의원
전 화 02-875-7585
홈페이지 bonagw.modoo.at

한의학과 현대 의학의 만남

침도의학

많은 사람이 한방 치료라 하면 '침 치료'를 떠올린다.
그런데 침 치료와 현대 의학이 결합된
새로운 치료법이 있다는 것을 알고 있는가?

'침도의학'은 한의학과 현대 의학의 장점을
집약해놓은 치료법이다.
흔히 우리가 알고 있는 침 치료와 다른 게 있다면
침 끝이 끌처럼 생긴 도침을 활용해
불필요한 염증이나 유착 부분을 제거함으로써
통증 부위의 자연치유를 돕는다는 것이다.
침도의학이 궁금하다면
자세한 내용을 살펴보도록 하자.

침도의학(도침)이란 무엇인가?

　침도의학은 현대 의학과 한의학의 장점을 집약해 질환 치료의 새 지평을 연 학문이다. 한의학 고유의 침구학과 해부학을 기초로 하는 현대의학의 수술요법을 결합한 신의료 치료법이다. 침도요법은 기혈이 순환되지 않는 근육, 인대 등의 유착 부위에 침 끝이 끌 모양으로 생긴 도침刀針을 놓아 막힌 곳을 뚫어준다. 목 · 허리 디스크, 척추관 협착증, 테니스엘보, 관절염 등의 근골격계 질환과 만성 내과 질환, 안 · 이비인후과 질환에 이용되고 있다.

　침도의학은 1976년 북경 중의약대학교 주한장朱漢章 교수에 의해 개발되었다. 1960년대 이후 중국의 의학 전문가들은 중의학의 현대화를 위해 많은 연구를 진행했다. 중약화학성분中藥化學成分 연구, 침구학 해부 연구, 중의학 골절 치료 연구 등이 중의의 현대화를 위한 연구였으며, 결과도 매우 성공적이었다. 이러한 기초 위에서 침도의학은 한의학적 사고방식과 서양의학의 해부학, 생리학, 병리학, 외과 수술 연구의 성과를 결합하여 침도 치료가 다루는 범위 내의 병인, 병리, 진단, 영상의학, 치료법, 재활 치료 등을 포괄하는 새로운 의학 이론 체계를 만들었다. 1978년 국가 중점과학 연구 과제로 채택됐고 1987년 성정부省政府의 비준을 거쳐 전국으로 보급됐다. 1994년에 중국 중의연구원의 의학 전문가들의 논증을 거쳐 기존에 사용되던 용어인 '소침도 요법'을 '침도의학'으로 격상하였다. 1999년부터 국제 침도학회라는 학술회의가 개최되었으며 지속적으로 발전하고 있다.

　현재 중국에서는 내과나 외과처럼 침도과를 하나의 학과로 인정하고 있으며 의과대학 교재가 출판되었고 중의대 외에 의대에서도 수업이 진행되고 있다. 침도의학이 30여 년간 쌓아온 수백만 건에 달하는 임상경험은 이제 침도의학을 표준화, 세계화의 단계로 이끌고 있으며 한국에서는 주로 연부조직한의학회에서 침도의학을 교육하고 있다.

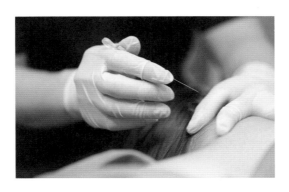

침도요법(도침)의 시술

침도의학의 특징은 무엇인가?

침도의학은 질환의 원인이 되는 유착·반흔·연축·도색으로 생성된 병변조직을 비절개 수술적 침법으로 치료하여 정상조직 구조로 복구하고 질병을 치료하는 것이 특징이다.

1. 유착癒着

유착은 주변 생체조직들끼리 달라붙은 것을 말한다. 유착이 생기면 움직임과 기능이 떨어진다. 예를 들면 수술 후 복부의 유착, 오십견 등의 증상이 발생하는 경우를 볼 수 있다. 많은 환자들은 이러한 유착으로 인해 관절가동성이 떨어진다. 대표적인 예로 허리를 구부리기 힘들거나 팔을 들어올리기 힘들 때 굳은 부위에 정확한 침도 치료를 시행하면 그 자리에서 운동성과 관절가동성이 회복되는 것을 볼 수 있다.

2. 반흔瘢痕

반흔은 상처가 생기면 남는 흔적이다. 일하다가 근육이 파열되면 그것을 회복하는 과정에서 생긴다. 외상성 손상 후에 생기는 흉터, 수술 자국 등도 반흔에 해당한다. 예를 들어, 수술 후 흉터 등도 침도 시술 후에 그 자국이 옅어지고 색이 정상 피부색으로 돌아가는 것을 자주 볼 수 있다.

3. 연축攣縮

연축은 근육의 과다한 사용 혹은 스트레스로 인해 근육의 피로도가 증가해 경련이 생기고 혈액공급이 되지 않아 섬유화가 일어난 상태이다. 컴퓨터와 스마트폰을 자주 사용하는 이들의 딱딱하게 굳은 승모근도 연축의 일종이다.

4. 도색堵塞

도색은 신경이나 혈관이 압박되거나 막혀서 흐르지 않는 것이다. 신경포착, 경추 신경에 문제가 생겨 발생하는 두통, 어지럼증 그리고 자율신경이 압박되고 자극되어서 발생하는 위장염, 소화불량 등도 도색의 일종으로 침도 치료 후에 빠르게 개선되는 경우가 많다.

침도의학이 적합한 증상은 어떤 것인가?

시림, 저림, 쑤심, 뻐근함, 화끈거림, 멍멍한 감, 남의 살 같은 느낌 등의 감각 장애를 호소하는 환자를 임상에서 많이 볼 수 있다. 디스크 혹은 협착증과 같은 질환일 수 있지만 주로 근본적인 원인은 신경이 압박되거나 염증이 생긴 것이다. 신경국소화 검사, 이학 검사, 정적 · 동적 촉진 검사, 영상 검사, DITI 검사 등에서 이상 병변으로 판정된 부위에 침도 시술을 하면, 저항과 돌파감을 느낄 수 있다. 위와 같은 신경병증성 감각 이상에는 침도 치료가 효과적이다. 도색된 부위의 유착을 충분히 부드럽게 박리하면 환자의 증상이 뚜렷하게 개선될 수 있다. 대부분의 환자는 첫 회 시술에도 저리던 부위에 피가 통하는 느낌과 감각이 살아나는 것을 느낄 수 있다.

침도 시술 후 조직 회복을 위한 약침 시술과 신경을 회복하고 염증을 줄여주는 한약 처방을 병행하는데 좌골신경통, 후두신경통, 디스크성 방사통 등은 눈에 띄게 좋아진다. 안면신경마비, 중풍 후 족하수 등 신경 압박이 너무 심해서 근위축이나 근력저하가 심하면 침도요법의 꽃인 신경재생과 회복을 위한 신경촉격술을 시행한다. 신경촉격술과 신경 회복을 돕는 한약을 같이 투여하면 오래되지 않은 신경마비 질환은 빠르게 좋아지는 경우가 많다. 이렇듯 침도요법은 고질적 좌골신경통, 수근관증후군, 족하수, 안면 마비 등에 더욱 효과적이다.

신경마비를 떠올리면 지방에서 올라오신 요골신경마비 환자분이 생각난다. 침도요법의 신경촉격술 1차 시술에는 감각이나 반응이 없었으나 2차 시술부터는 감각이 없던 손의 감각이 돌아와 통증을 느끼며 기뻐하셨다. 또 중풍 후유증으로 걸을 때 다리가 끌려 힘들었지만 수차례 신경촉격술 시술 후에 정상적으로 걸어 기뻐하던 환자도 떠오른다.

수술과 비교하여 침도요법의 장점은 무엇인가?

수술은 크게 분류하면 아래와 같다.

1. 손상 부위의 직접 접근과 시야 확보를 위해 외과적 절개를 하는 개방형 수술
2. 작은 구멍을 통해 소형 카메라로 관절 안을 들여다보는 폐쇄형 또는 내시경적 수술
3. 조직을 수리하는 특수 설계된 도구를 사용하는 수술

수술은 보통 뼈, 인대, 건(힘줄)의 제거가 동반되는 경우가 많은데 대표적으로는 다음과 같은 수술이 있다.

- **회전근개 수술** 회전근개의 파열된 부분을 수리하고 흉터 조직과 관절 표면의 손상을 제거하는 관절경 수술
- **고관절 치환술** 고관절의 병든 뼈 조직과 연골을 제거하고 관절을 교체하는 것. 대퇴골과 비구를 새로운 인공부위로 교체하고 관절의 건강한 부분은 그대로 두는 치료법
- **내시경 수술이라고도 불리는 무릎 수술** 무릎 통증의 원인을 내시경으로 찾아 다듬는 수술
- **제거술** 요통을 완화시키기 위해 신경을 누르는 디스크를 제거하는 수술인데 종종 수술 자체가 유착, 인대 이완, 척추의 불안정성

을 야기하기 때문에 더 많은 요통을 초래하기도 한다.

- **후궁판절제술** 척추 후궁의 외과적 제거를 수반하는 가장 흔한 척추 수술로 제거술과 같은 문제를 유발할 수 있다.
- **척추 융합** 척추를 서로 연결해서 보강하는 수술인데 인대 약화와 척추 불안정성을 야기하는 경우가 많다.
- **발목 융합** 척추 융합과 유사하게 정강이뼈를 거골에 융합시켜 통증을 없애기 위해 고정시킨다. 하지만 다른 부위나 관절의 인대 이완과 구축, 유착 등으로 인해 통증이 더 심해지는 경우가 종종 있다.

이러한 수술과 비교하면 침도 치료는 다음과 같은 장점이 있다.

1. 수술은 그 자체가 외상이므로 수술 자체가 신체에 스트레스를 준다. 하지만 침도요법은 시술 자체가 비침습적으로 신체에 스트레스가 적다.
2. 수술은 잠재적으로 합병증을 수반한다.
3. 수술은 연골, 연골판, 디스크 조직 등 체중을 지탱하고 움직임에 필요한 중요 조직을 제거하기 때문에 장기적으로는 관절염이나 만성 후유증으로 이어질 수 있다.
4. 수술 후 재활은 비수술 치료인 침도요법과는 달리 긴 재활 치료를 동반한다.
5. 수술한다고 해서 항상 통증이 해결되는 것은 아니며, 다른 통증

의 원인이 남아있거나 또 다른 문제가 생긴 것일 수 있다.

허리 디스크를 예로 들어 설명하면, 탈출된 디스크가 신경을 자극하여 근육이 긴장하게 되고 근육 수축에 의해 주변 신경이 더욱 압박받는 악순환이 반복되면서 종아리 통증, 허리 통증 등이 유발된다. 이런 경우 특수침으로 통증을 발생시키는 디스크 주변의 근육과 인대를 자극하여 근육을 이완시킨다. 또한 신경 주변의 딱딱한 유착조직을 박리시키고 신경 압박을 줄여 하지로 내려가는 신경통을 제거하게 된다. 필요한 경우 소염약침 혹은 태반약침 같은 천연 진통 소염 물질과 조직회복 물질을 주입하여 신경 주변에 분비된 통증 유발 물질들을 중화시키고 손상조직을 회복한다.

결론적으로 디스크 수술과 비교 시 침도요법의 장점은 이렇다.

1. 입원이 필요 없는 간단한 시술과 빠른 치료 효과
2. 관절 기능 회복과 병변조직의 회복
3. 부작용 없는 비침습적 비수술 치료법으로 통증 완화

한의원에 침도요법을 받으러 찾아온 환자들은 대부분 수술 날짜를 잡아놓고 무서워서 마지막으로 치료를 받으러 온 분들이 많다. 보통은 손 저림과 다리 저림으로 오시는 분이 많은데, 상당수는 침도요법 시술과 척추 강화 한약 복용 후에 증상이 호전돼 수술을 취소하곤 한다. 그럴 때 가장 큰 기쁨을 느낀다. 침도의학을 배운 침

도 의사는 이침대도以針代刀 즉 '침으로 메스를 대신한다'는 원리의 금언을 마음속에 지니고 있다.

침도요법의 목표는 무엇인가?

1. 신체기능의 향상

치료를 받은 환자가 전과 같은 일상을 보낼 수 있으며 이전에 고통스러웠던 활동을 통증 없이 수행할 수 있게 되는 등 일반적으로 통증이나 이상 증상 없이 기능을 안정적으로 만들어주고 즉각적인 관절 기능의 개선을 보여 준다.

예를 들어 취미로 하던 방송 댄스를 계속 출 수 있고 회사에 출근해서 일하는 것이 문제가 없도록 환자들의 신체 기능의 개선을 목표로 한다.

2. 근력 증가

인대 및 힘줄 부상, 신경 압박 등은 근육의 힘을 감소시킨다. 침도요법의 눈에 띄는 효과 중 하나는 치료 부위의 관절이 부드러워져 운동능력과 근력이 회복된다는 것이다. 연필을 잡던 힘이 약했던 척골신경마비 환자가 첫 침도 치료 후에 바로 회복되는 것을 보여준 것도 그 예이다.

3. 통증 완화

침도요법은 통증을 유발하는 구조를 치료하여 현저한 통증 감소 효과를 보인다.

4. 뻣뻣함, 부기 및 근경련, 신경 증상 제거

만성 통증을 가진 대부분의 환자들은 아픈 곳이 딱딱하게 경직돼 있거나 부어있고 근육 경련이 발생한다. 이것은 손상되거나 불안정한 관절을 보호하기 위해 작동하는 신체의 자연적인 방어반응이다. 침도요법이 아픈 부위의 회복에 도움을 주면 근육은 더 이상 이러한 방어를 할 필요가 없어져서 긴장을 풀게 된다. 일단 근육 긴장이 풀리면 경직과 경련은 가라앉는다. 관절부종도 마찬가지로 관절과 환부의 안정성이 향상됨에 따라 관절은 더 이상 부풀지 않는다.

5. 개선된 도수 이학 검사 결과

관절의 삐걱거림이나 연발음(뚜둑소리), 관절의 가동성을 체크하는 등 간단한 이학 검사로 치료 효과가 있는지 평가하게 되는데, 침도요법이 효과적인 경우 보통 관절의 가동성이 그 자리에서 좋아진다. 시림이나 따끔따끔한 통증과 같은 신경 압박, 혈류순환 압박으로 인한 증상도 개선된다.

6. 전반적 신체 컨디션의 향상

침도요법은 척추관절의 변위를 정상화하면서 신경 흐름과 혈류

순환에 도움을 주기 때문에 제반적인 신체 컨디션의 향상이 나타날 때가 많다. 예를 들면 허리가 아픈 환자들이 침도요법 시술을 받은 후 허리 통증이 감소함에 따라 피로가 줄고 소변발이 약하던 것이 좋아졌다고 표현하곤 한다. 이렇게 기대하지 않았던 제반적인 컨디션의 개선은 침도요법의 또 다른 효과이다.

침도요법은 어떤 방식으로 요통을 치료하는가?

요통은 일상생활에서 장애를 일으키는 가장 흔한 질환 중 하나지만 요통에 시달리는 대부분의 사람들은 척추 불안정성이 요통의 진짜 원인이라는 것을 알지 못한다. 많은 환자가 통증을 멈추기 위해 스테로이드 주사(뼈주사)를 맞거나 진통제와 근육 이완제를 처방받는다. 이는 단지 표면적인 증상들을 치료하고 있을 뿐이며 근본적인 척추 불안정성을 치료하는 것은 아니다. 오히려 이러한 치료는 약물에 대한 내성이 생길 수 있고 일시적인 증상개선에 그쳐 악순환에 빠지게 된다. 대부분의 환자들은 허리 수술을 피하려 하고 혹은 허리 수술을 이미 받았기에 재수술을 피하려 한다.

요통은 침도요법에서 가장 많이 치료하는 질환이다. 척추에 과하게 굳어있거나 경결된 조직 혹은 약하고 과도하게 늘어져 있는 연조직 구조를 풀어주고 재생시킴으로써 이러한 악순환을 멈출 수 있다. 또 척추의 통증과 불안정성, 척추 기능을 개선하여 디스크 탈출, 척추 협착증, 퇴행성 디스크 질환, 척추 퇴행증 등으로 진단을 받은 요통 환자들을 도울 수 있다.

척추 불안정성은 척추 주변 조직의 과한 경결과 유착 그리고 인대 등이 약화되면서 척추 자체의 안정성이 무너지는 것을 말한다. 한 자세로 오래 있거나 노화, 과도한 신체 활동 등은 허리뼈 주변의 인대인 극간인대, 요천인대, 장요인대, 횡돌간인대, 관절인대 등의 손상이나 이상을 일으킨다. 이 인대들이 손상되거나 기능 이상이 나타나면 주변 근육조직과 연부조직은 인대의 추가적 손상을 막기 위해 딱딱해지고 경결이 발생한다. 근육과 주변 조직의 경결은 주변 신경과 혈관의 압박을 일으키게 되어 통증과 감각 이상, 기능 저하 등으로 나타난다.

또 구조적 문제인 척추구조의 변위(회전변위, 상하변위, 측만, 과도한 전만, 후만 등)를 일으켜서 디스크 탈출증, 디스크의 수분감소로 인한 퇴행, 주변 조직의 퇴행, 황색인대의 비후, 추체의 골질증식 등의 원인이 된다. 마지막으로는 과한 압박과 마찰, 물리적인 응집력을 받은 척추는 골극 등을 동반하는 퇴행성 변화를 발생시켜 디스크 탈출증, 협착증 등을 불러온다.

따라서 진행 단계에서 최종결과인 골극, 디스크 탈출만을 치료하는 타 치료법보다는 척추 주변 연조직의 경결을 부드럽게 풀어주고 순환시키며 압박된 신경과 혈관 순환을 회복시키고, 인대와 관절 조직은 강화하고, 틀어진 구조를 회복시키는 침도요법이 요통의 근본적인 치료라 볼 수 있다.

내과 질환도 침도요법으로 치료가 가능한가?

침도요법은 목·허리 디스크, 두통, 척추관 협착증, 골반 통증, 오십견, 테니스엘보, 무릎관절염, 손가락관절염, 족저근막염, 어지럼증, 이명, 척추수술후증후군, 수근관증후군, 방아쇠 손가락 등에 탁월한 효과를 보인다. 하지만 침도요법의 묘미는 자율신경의 안정화, 신경 혈액 순환의 회복을 통한 내과 질환, 부인과 질환, 안·이비인후과 등의 다양한 질환의 치료에 있다.

필자는 다이어트, 국소지방 감소, 위장염, 생리통, 인·후두염, 안구건조증, 흉통, 갱년기 상열감 등에 침도요법을 적극적으로 시행한다. 특히 국소지방 감소로 인한 울퉁불퉁한 셀룰라이트에 가장 많이 시행하며, 이명, 안구건조증, 시력저하, 역류성식도염, 위장염과 생리통 등에도 다수 시행 중이다.

침도요법의 내과 질환 치료를 떠올리면 역류성식도염과 만성위장염으로 사춘기 때부터 고생했던 30대 환자가 생각난다. 그녀는 오랜 역류성식도염으로 목에 고기가 걸린 듯한 후두부 이상 감각 그리고 가슴 쓰림과 답답함으로 고생하고 있었다. 식사량을 조금만 초과하면 토하거나 숨을 쉬기 힘들고 명치가 부풀었다. 역류한 위산으로 인해 손상된 인·후두의 회복을 위해 유착박리 침도요법, 횡경막 긴장으로 인한 위의 압박을 줄이는 침도요법을 시행했다. 그리고 위장관과 소장의 자율신경 회복으로 장기자체를 개선하는 한약, 위장의 염증을 줄이고 구토 증상과 인·후두부 이상 감각을 개선하고 위장기능을 개선하는 한약 처방을 병행하여 3개월간 치료했다. 그 결과 위의 증상들이 개선되면서 식사를 무서워했던 환자가 점차 식사를 즐기게 됐으며 목에 가래가 낀 것 같은 쉰 목소리가 맑아지는 것을 지켜보았다.

침도요법의 근골격계 이외의
내과 질환 치료법은 무엇인가?

　내과 질환, 부인과 질환, 안·이비인후과 등 근골격계 이외의 질환에 대한 치료는 크게 두 가지 방법으로 나뉜다. 침도의학의 척추구대론을 이용한 자율신경의 개선 치료와 국소조직의 기능 회복이다. 척추구대란 침도의학에서 후두골 결절부터 7번 경추 극돌기까지의 정중선 양측 2cm와 흉추부터 천추까지의 극돌기 정중선 양측 3cm 내의 한정된 부분을 말한다. 척추구대와 자율신경은 교통지를 통해 연결되며 척추구대 내의 연조직에 발생한 병변이 신경순환과 혈류순환을 방해하여 가성 협심증, 원인불명성 흉통과 위염, 담낭염 및 비뇨생식기 질환, 생리통과 생리불순 등의 부인과 질환을 유발하게 된다. 자율신경은 생존, 호흡, 대사, 배설 등을 조율하는 신경으로 내장기관을 조절·관장한다. 자율신경계의 흐름을 좋게 하여 내장기관을 고치는 것은 마치 가뭄으로 마른 논에 물을 대주는 것과 같다.

척추구대 조직의 손상이 내장과 기타 부속기관에 질환을 발생시키는 원인은 다음과 같다.

1. 척추구대 내의 근육, 근막, 인대, 관절낭, 활막 등의 조직은 다른 부위의 연조직보다 손상될 기회가 많으며 또한 쉽게 손상을 받는다. 연조직 손상이 발생하면 반드시 유착, 반흔, 연축, 도색 등의 병리 변화가 발생하여 신경을 견인 또는 포착하는 순환에 문제를 일으킨다. 이러한 병리 변화는 내장기관, 분비기관의 자율신경을 망가트려 위장관 질환, 안·이비인후과 질환, 비뇨생식기 질환 등을 일으킨다.

2. 위의 병리 변화에 의해 척추, 뼈 및 관절의 해부학 위치가 변화돼 거북목, 흉추후만증, 요추전만증, 골반전굴, 척추측만증 등이 생긴다. 척추 위치가 틀어지거나 변위가 발생하면 척추 앞에 위치한 자율신경을 견인 또는 압박하기 때문에 내장 장기의 기능 저하와 여러 질환이 발생한다. 침도요법, 추나요법 등을 사용하여 척추를 제자리로 교정해 정복시키면 질환 회복에 도움이 된다.

이러한 만성연부조직 손상에 의해 발생되는 임상 증상은 머리, 안면, 안·이비인후, 흉부, 복부, 비뇨기계, 생식기계, 신경계, 호흡기계 등 여러 계통의 질환을 일으킬 수 있다. 침도요법으로는 척추구대의 정상화, 자율신경 정상화, 병변조직의 회복을 도모한다. 또

내장기관을 회복시키는 한약을 사용하는데 이는 안과 밖에서 질환을 동시에 치료하는 것으로 내과 질환 치료에 매우 효과적이다. 결론적으로 침도요법은 근골격계 질환 외에도 기침, 매핵기, 어지럼증, 이명, 위장관염, 장염, 흉통, 상열감, 다한증, 생리통, 복통, 변비·설사, 안구건조증 등에도 효과적이다.

자율신경계 도식도

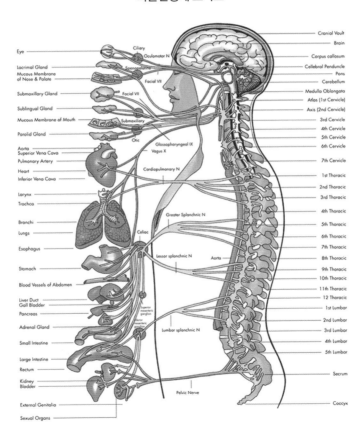

한의사가 답하다

초판 1쇄   2020년 3월 2일

지은이   매일경제TV 〈건강 한의사〉
책임편집   김은지
마케팅   김형진 김범식 이진희
디자인   김보현 이은설

펴낸곳 매경출판(주)   **펴낸이** 서정희
등록 2003년 4월 24일(No. 2-3759)
주소 (04557) 서울시 중구 충무로 2(필동1가) 매일경제 별관 2층 매경출판(주)
홈페이지 www.mkbook.co.kr
전화 02)2000-2630(기획편집) 02)2000-2636(마케팅) 02)2000-2606(구입 문의)
팩스 02)2000-2609   **이메일** publish@mk.co.kr
인쇄 · 제본 ㈜M-print   031)8071-0961
ISBN 979-11-6484-090-8(03510)

이 도서의 국립중앙도서관 출판예정도서목록(CIP)은 서지정보유통지원시스템 홈페이지(http://seoji.nl.go.kr)와
국가자료공동목록시스템(http://www.nl.go.kr/kolisnet)에서 이용하실 수 있습니다.
(CIP제어번호: CIP2020007448)